Richard Schneebauer

Männerherz

Richard Schneebauer

MÄNNER-HERZ

Was Männer bewegt

Freiheit • Beziehung • Selbstbestimmung

GOLDEGG VERLAG

Bildrechte Autorenfoto: Udo Titz
Bildrechte Umschlag: Alexandra Schepelmann/donaugrafik.at

Der Verlag und seine Autoren sind für Reaktionen, Hinweise oder Meinungen dankbar. Bitte wenden Sie sich diesbezüglich an verlag@goldegg-verlag.com.

Der Goldegg Verlag achtet bei seinen Büchern und Magazinen auf nachhaltiges Produzieren. Goldegg Bücher sind umweltfreundlich produziert und orientieren sich in Materialien, Herstellungsorten, Arbeitsbedingungen und Produktionsformen an den Bedürfnissen von Gesellschaft und Umwelt.

ISBN: 978-3-99060-153-2

Friedrichstraße 191 • D-10117 Berlin
Telefon: +49 800 505 43 76-0

Goldegg Verlag GmbH, Österreich
Mommsengasse 4/2 • A-1040 Wien
Telefon: +43 1 505 43 76-0

E-Mail: office@goldegg-verlag.com
www.goldegg-verlag.com

Layout, Satz und Herstellung: Goldegg Verlag GmbH, Wien
Printed in the EU

Für mein Männerherz

und

für bessere Beziehungen

»Männerherzen wollen
gehört und verstanden,
geliebt, geachtet und
erklärt werden.«

Richard Schneebauer

Inhaltsverzeichnis

Welcome ... 11
Ein paar Worte zu Beginn ... 11

Into the Ocean ... 13
Männerherzen auf hoher See ... 13
Was Männer bewegt ... 17
Männer auf der Suche ... 19
Was will das Männerherz? ... 23

Welcome to my Truth Part 1 ... 27
Wie kam es zu Männerherz? ... 27
Von Sieg der Wahrheit zu Männerherz ... 31

Zwischen den Wolken ... 37
Zweckrealismus oder Himmelfahrtskommando? Über Sicherheit und Langeweile in Beziehungen ... 37
Das Märchen von der romantischen Liebe ... 42

Modern Man and Woman ... 49
Mann von heute trifft moderne Frau: Kann das gut gehen? ... 49
Beziehung in Zeiten unsicherer Rollenbilder ... 53

I'm so Excited ... 59
Die Rakete startet! Über die euphorische Anfangszeit einer Beziehung ... 59
Der Zauber des Anfangs ... 64

Major Tom and his Wife ... 69
Kuriositäten im Beziehungsweltraum ... 69
Von der Enge durch zu viel Nähe ... 71
Anpassung, Rückzug oder Aufbegehren? ... 73

Kinder 75
Aufbruch zu etwas Größerem 75
Kinder stellen die Beziehungswelt auf den Kopf 82

Truth Above All 89
Die Angst vor der Wahrheit! Wahrheit um jeden Preis? 89
Die eigene Wahrheit liegt tiefer 96

Welcome to my Truth Part 2 105
Krise im Hause des Männerberaters 105

Selfness 113
Unsere Beziehungsgrundpfeiler 113
Selfness Part 1: Selbstverantwortung 118
Selfness Part 2: Selbstwahrnehmung 124
Selfness Part 3: Selbstakzeptanz 128
Selfness Part 4: Selbstermächtigung 131
Selfness Part 5: Selbstwirksamkeit 135
Selfness Part 6: Selbststörungen 139
Selfness Part 7: Selbstreflexion 145

Can you Feel my Heart Beat? 153
Wenn Männer wahrhaftig für die Liebe losgehen 153
Beat 1: Sich selbst bewusst wahrnehmen 157
Beat 2: Die eigenen Gefühle verstehen 163
Beat 3: Die eigene Wahrheit verstehen 168

Relax 175
Männerherz und Sexualität 175
Das Beziehungsdilemma: Zwischen Geborgenheit und Freiheit 179

Let it All Go 185
Wenn das Männerherz zerbricht: Trennung und Scheidung 185

Welcome to my Truth Part 3 193
Was mich in Wahrheit ausmacht 193

See you 197
Ein paar Worte zum Schluss 197

Über den Autor 198

Quellenverzeichnis 199

Welcome

Ein paar Worte zu Beginn

Seit 20 Jahren rede ich nun bereits mit Männern über ihre Beziehungen zu Frauen. Als Männerberater begegnet mir dabei ihre verzweifelte und ratlose Seite, oft auch ihre wütende. Ich lerne Männer kennen, die sich der Frau und den in ihnen selbst aufkommenden Gefühlen ausgeliefert fühlen. Sie ringen um sich und ihre Beziehung und setzen sich in dieser schweren Zeit oft zum ersten Mal in ihrem Leben mit sich selbst auseinander.

Wenn eine Beziehung nicht gelingt, kann die Auseinandersetzung mit den Ursachen viele Türen öffnen – und einen direkten Zutritt ins eigene Männerherz ermöglichen. Nicht wenige Männer kommen auf mehr oder weniger sanftes Anraten der Frau zu mir in die Männerberatung und sind meist froh, diesen Schritt für sich getan zu haben.

Was ist los mit uns Männern? Warum nehmen wir unsere Beziehungen noch immer so wenig in die eigenen Hände, sondern übergeben sie in die Verantwortung der Frauen?

Es ist an der Zeit, das zu ändern! Es ist Zeit, genauer hinzuhören, was uns Männer tief bewegt und wie wir einen selbstbestimmten Weg in eine liebevolle Beziehung finden können. Sie ahnen bereits, dass der zentrale Knackpunkt nicht bei den Frauen, sondern bei uns selbst liegt? Das ist unser Glück! Sonst würden wir uns bisweilen nicht nur so fühlen, sondern wären tatsächlich hilflos einer fremden Macht ausgeliefert.

Nach den offenen und wertschätzenden Gesprächen unter Männern, die in meinem ersten Buch *Männerabend. Warum Männer einen Mann zum Reden brauchen – und was Frauen darüber wissen sollten* im Zentrum standen, war mein Ansporn, mich in *Männerherz. Was Männer bewegt: Freiheit, Beziehung, Selbstbestimmung* auf das Thema offenherzige und gelingende Beziehungen einzulassen. Die Männersicht steht dabei im Vordergrund.

Wie bereits in Männerabend hat die Musik auch mein neues Buch unterwandert. Musik vermag uns tiefer zu berühren, als Worte es können. Auf einzigartige Weise aktiviert Musik unsere Gefühle und erzählt Geschichten. Sie vermittelt uns ihre Botschaft auf eine besonders weitläufige und tiefe Art. Mein Wunsch ist es, tief ins Männerherz vorzudringen, daher bediene ich mich nicht nur der Worte und erzeuge mit ihnen Bilder, sondern hole mir zusätzlich Unterstützung durch die Musik. Zudem ist Musik ein wesentlicher Bestandteil meines Lebens. Ich leite jedes Kapitel mit einem Song ein und komme über die Musik, deren Inhalt und Aussagekraft dazu, was ich zum jeweiligen Thema ausdrücken will. So verwebt sich in diesem Buch die Musik mit meiner beruflichen Erfahrung aus der Männerberatung, dem Wissen aus der Fachliteratur und meinen persönlichen Erlebnissen als Mann.

Wir alle genießen die Tage voller Kraft, Klarheit und Selbstliebe. Und doch sind es zumeist die Zeiten, in denen scheinbar alles zusammenbricht, die uns besonders weiterbringen – vorausgesetzt, wir sind stark genug, nicht immer sofort zu handeln, sondern zuerst gut hinzuhören, was unser Herz zu sagen hat.

Richard Schneebauer

Into the Ocean

Männerherzen auf hoher See

Die amerikanische Band Blue October erreichte 2006 mit ihrem Album *Foiled* die Charts und bohrte sich besonders mit der Single *Into the Ocean* in die Gefühlswelt ihrer Zuhörer. Im Song springt ein junger Mann vom Bug eines Schiffs und beginnt erst zu realisieren, was er getan hat, als das Schiff an ihm vorbeitreibt und ohne ihn weiterfährt. In einer emotionalen Extremsituation zwischen Resignation, dem Gefühl, zurückgelassen und ausgeliefert zu sein, dem Ertrinken nahe und doch auf der Suche nach rettenden Lichtstrahlen oder einem Stück Treibgut hinterfragt er sich und seine Männlichkeit. Er wünscht sich, viel männlicher zu sein, besser schwimmen zu können, um die vierzehn Meilen bis zum rettenden Ufer zu schaffen.

Ganz klar: Wenn heftige, echte und tiefe Gefühle hochkommen, geht es bei uns Männern ans Eingemachte. Dann kollidieren immer noch subjektive Ohnmachtserfahrungen mit kollektiven Bildern von großartigen Typen, die sicher viel souveräner mit schwierigen Situationen und ihrem Leid umgehen können. Und was löst diese Gefühlsstürme bei Männern in der Regel aus? Genau! Liebesbeziehungen zu Frauen.

Einige interpretieren den Ozean im Song mit seinen beängstigenden Tiefen und seiner enormen Sogwirkung als Drogenerfahrung der unguten Sorte – inklusive des Wunsches, sein Leben zu beenden. Andere sehen in diesem Wunsch und dem Sprung in den Ozean einen Verzweiflungsakt, nachdem ihn seine Freundin verlassen hat und er am Ende ist mit der Liebe und der Welt. Wieder andere meinen, einen männlichen Albtraum mit einer besonders heftigen »emotionalen Tiefschaubahn« zu erkennen.

Ich habe diesen Song wegen eines Bildes für den Anfang dieses Kapitels ausgewählt, das David Deida in seinem Buch *Der Weg des wahren Mannes* darstellt, um Männern den Umgang mit »dem Weiblichen« zu erklären. Er beschreibt darin die Tiefen weiblicher Emotionen in Form »der endlosen Kraft ihres ozeanischen Herzens«, das sie leitet, »unvorhersehbar, tief, möglicherweise wild und zerstörerisch oder ruhig und heiter, aber immer voller Leben«.

Um dieser Gefühle Herr zu werden, behandeln immer noch viele Männer Frauen auf die klassisch männliche, zielgerichtete und lösungsorientierte Weise. Sie wollen die Gefühle ihrer Frauen analysieren und versuchen so, deren Ursachen zu beheben – negieren damit jedoch ihre »ozeanische Natur«. Weil sie diese nicht so gut aushalten können, grenzen sie sie nach und nach ein und machen damit aus einem Teil des Ozeans ein überschaubares Schwimmbad. Das macht ihn sicher und vorhersagbar, aber auch viel weniger lebendig.

Geprägt von der oft verständnislosen, analysierenden, einengenden Gefühlskälte, die ihre Väter und Großväter Frauen gegenüber gezeigt haben, gehen viele Männer heute aber auch ganz anders – nämlich verständnisvoll und mitfühlend – ans Werk. Die Gefühle der Frauen gehen ihnen erst einmal über alles. Sie machen geradezu einen Kopfsprung in den Ozean und tauchen damit in die Gefühlswelt ihrer geliebten Frauen. Sie wollen dafür geliebt werden und vom weiblichen Gegenüber etwas von dieser Tiefe, von der Kraft und der Lebendigkeit abhaben. Ein Mann Anfang 30 erzählte mir in einer Beratung: »Zu Beginn der Beziehung bin ich noch nicht so ins Drama mit reingegangen. Da war ich noch sehr bei mir. Später habe ich mich auf sie eingelassen, auf diese Energie im Streit, auf dieses Ziehen, sie wollte mich offenbar zähmen. Ich bin also mit ins Drama. Das war keine gute Zeit, ich war überhaupt nicht mehr gefestigt.«

Diese Männer werden damit selbst zu Wasser und lösen sich im Ozean auf. Sie kühlen ab und tauchen höchstens in der Nähe einer anderen Frau kurzfristig wieder als Mann mit eigenem Boot auf – während sie zuhause bisweilen das Gefühl des Ertrinkens ereilt, sie etwas unbeholfen wirken, weil sie in ihrer Beziehung angesichts heftiger weiblicher Gefühle nach und nach ihren eigenen Grund unter den Füßen verloren haben. Sie bejahen zudem immer häufiger die Bedürfnisse der Frau, während sie bisweilen empathielos für ihre eigenen Wünsche sind. Darauf reagieren Männer oftmals distanziert analysierend oder klassisch abgebrüht, zynisch und auf Durchzug schaltend. Damit sind sie kein besonders attraktives männliches Gegenüber für Frauen, schlicht weil sie kein wirkliches Gegenüber sind, also jemand mit eigenen Standpunkten und Gefühlen; jemand, der sich in seinem eigenen Herz auskennt und nicht ständig danach trachtet, das Herz seiner Frau zu durchleuchten, oder sie gar für ihre Gefühle abwertet, um sich selbst sicherer fühlen zu können.

Wie unglaublich bereichernd wäre es für einen Mann, aus den gewonnenen Lebens- und Liebeserfahrungen und dem Wissen um das Thema Beziehungen zunehmend ein erfahrener Kapitän zu werden, der seinen Job liebt und es gewohnt ist, auch auf hoher, bisweilen stürmischer See seine Richtung halten zu können, und dennoch das Meer ehrfürchtig, klar und liebevoll als gegeben hinnimmt, es ehrt und in der Lage ist, sich auf seine Naturgewalten einzustellen? Wie bereichernd wäre es, als Mann beizeiten seine eigenen ozeanischen Qualitäten zu pflegen, zu lernen, sie zu deuten und Linderung für seine Not nicht ausschließlich in der Liebe einer Frau suchen zu müssen? Wie beruhigend wäre es schließlich, um die Häfen dieser Welt Bescheid zu wissen und selbst ein Refugium an Land sein Eigen zu nennen, das er von Zeit zu Zeit ansteuern kann, bevor es ihn wieder aufs Meer hinauszieht?

Es hat sich einiges verändert in den letzten Jahrzehnten. Gaben frühere Männergenerationen das Beziehungs- und Gefühlsmonopol bereitwillig den Frauen, ist heute die Beziehungsarbeit für die Männer mit der materiellen Versorgung nicht erledigt. Dadurch macht sich zunehmend Überforderung und Verunsicherung breit. Selbst wenn männliche Macherqualitäten, etwa direkte, knappe und schnelle Kommunikation, Aus- und Durchhaltevermögen, logisches, diszipliniertes und kontrolliertes Verhalten, in bestimmten Arbeitsbereichen noch sehr gefragt sind, stößt der Mann spätestens in den zwischenmenschlichen Beziehungen von heute und besonders in einer Liebesbeziehung damit schnell an seine Grenzen. Auch das Wirtschaftsleben betont zunehmend dessen mangelnde Zukunftsfähigkeit. Insofern agieren Männer heute nach wie vor verletzend und bisweilen unbeholfen und suchen ihren eigenen Weg zwischen altem, patriarchalem Dominanzverhalten und reflexartigem Verstehen der Frauen.

Ob Männer dabei an den eigenen Anforderungen scheitern oder an den an sie gestellten, ist dabei schwer auszumachen und wohl auch zweitrangig. Fakt ist, dass wir Männer eine funktionierende Beziehung nicht mehr einfach nach der Eroberung der Frau in ihre Hände legen können, sondern dass wir bisweilen erobert werden und lernen müssen, wie Beziehungen funktionieren und wie *wir* in Beziehungen funktionieren, um sie positiv und aktiv mitgestalten zu können. Wir sollten erkennen, warum sie uns so fordern, warum wir uns oft gar nicht wirklich darauf einlassen und was uns das Leben damit lehren will, wenn es hakt und schmerzt und des.

Was Männer bewegt

Was Männer in Beziehungen bewegt, wissen viele Männer oft selbst nicht so genau. Ihr Fokus liegt im Alltag nicht auf dieser Frage. Wenn offenbar alles in gewohnten Bahnen läuft und sie sich der Beziehung relativ sicher sein können, wird das, was sie wirklich bewegt, in ihrer Beziehung kaum hochkommen. Haben sie ihre Arbeit oder ein leidenschaftliches Hobby oder Engagement im Fokus, ist in der Regel soweit »alles im grünen Bereich«. Vielleicht schlummert noch irgendwo ein subtiler Wunsch nach mehr Nähe und Sexualität, vielleicht eine Sehnsucht nach einem Stück mehr Freiheit und Selbstbestimmung abseits der Beziehung, nach etwas mehr Lebendigkeit und Abenteuer.

Bewegend ist für die Männer natürlich die Anfangszeit einer Beziehung, die so frisch und kraftspendend daherkommt.

In meiner Arbeit als Männerberater erlebe ich immer wieder, wie nach einer Zeit des Stillstands in der Beziehung Bewegung in die Sache kommt, weil eine Krise vor der Tür steht und die Männer, innerlich aufgelöst, nicht mehr aus noch ein wissen. In manchen Fällen überlegen sie selbst, wie sie das Ruder in der Hand behalten können, ob und wie sie sich trennen sollen.

In den meisten Fällen jedoch will das die Frau, und alles beginnt sich erdrutschartig zu bewegen. Quasi über Nacht – so der Eindruck – ist alles anders, und der Mann bemerkt, wie er nicht nur das Ruder aus der Hand gegeben hat, mit dem er sein Leben und die Beziehung steuert, sondern ohne Schwimmweste über Bord gegangen ist; aus Achtlosigkeit, aus Leichtsinnigkeit oder auf der Suche nach Lebendigkeit. Oder er steht so hilflos, lieblos und leblos an der Reling, dass ein Schups der Frau ihm das letzte Gleichgewicht entzieht und er sich mit dem von ihr nachgerufenen Satz »Ich will mein Leben zurück!« in den Fluten wiederfindet.

Vielleicht hat er seine Angebetete zu sehr in den Himmel gehoben, sie hat im Lauf der Zeit die dahinter liegende Bedürftigkeit und seine als Aufopferung getarnte Selbstbezogenheit durchschaut und straft ihn jetzt mit Missachtung. Oder er schuftete anerkennungswütig und jämmerlich im Maschinenraum, während sie sich an Deck vergnügte, die Sonne genoss und auf ihre Weise nach Anerkennung suchte und sich anhimmeln ließ. Oder er stand sprichwörtlich vor der Tür, weil die Frau nach dem letzten heftigen Streit seine Gewalt nicht mehr ertragen wollte und die Polizei gerufen hat. Mit der Wegweisung aus der gemeinsamen Wohnung wurde die Trennung somit von Staats wegen herbeigeführt. Nun wacht er langsam reuevoll oder noch immer hilflos und wutentbrannt auf.

Vielleicht wollte die Frau irgendwann nicht mehr emotional dahinvegetieren mit dem introvertiert ruhigen Mann, obwohl sie diese Eigenschaft zu Beginn doch so an ihm geschätzt hatte. Manchmal kommt ein Mann aber auch in die Beratung, weil er sich so großen Druck macht, den vermeintlichen Erwartungen seiner Frau zu entsprechen, dass sein bestes Stück unter dieser Last zusammenfällt; das ist sein persönlicher Erdrutsch, und er stellt sich jetzt zum ersten Mal die Frage, was ihn in dieser Beziehung in Wahrheit bewegt.

Manchmal sind es aber auch die Männer, die fragen, wie sie mit einer verhärteten, unzugänglichen Frau umgehen sollen. Sie sind aufgrund der erfahrenen Vorhaltungen und der Ablehnung verunsichert, wie sie ihrem Leben und Beziehungsleben eine neue, lebendigere, ja leidenschaftlichere Richtung geben können. Dabei irren sie herum und sehen nirgends Land.

Männer auf der Suche

Seit 20 Jahren bin ich nun schon in der Männerberatung und damit in unterschiedlichen Arbeitsfeldern mit Männern tätig. Dabei erlebe ich Männer zunehmend suchend. Immer mehr Männern fällt auf, dass irgendetwas nicht stimmt, wie sie im Nebel dahintreiben und wie schwer es erscheint, entlang vorgegebener Seewege und mit starrem Blick auf die Hecklichter der vor ihnen Fahrenden ihren eigenen Weg zu finden.

Bisweilen muten diese suchenden Männer für einen oberflächlichen und traditionellen Betrachter etwas befremdlich an. Das Angebot für sie ist vielfältig – es scheint nichts zu geben, was es nicht gibt. Bereits relativ anerkannt sind Wanderpfade mit dem Ziel, sich selbst zu finden. Andere Männer gehen in die Einsamkeit des Waldes, suchen in einer nachgebauten Gebärmutter mit einer Gruppe Gleichgesinnter schwitzend eine unabhängigere Männlichkeit oder gehen in Flirtkurse, wo sie zum »sexuellen Alpha« ausgebildet werden wollen. Manche Männer wiederum suchen das Abenteuer, wollen im geschützten Rahmen im »Wolfsrudel« endlich einmal wieder etwas riskieren und ahmen den Leitwolf nach; sie möchten von anderen Männern lernen, ein »Aufreißer« zu werden, wie das ihre Vorväter angeblich waren, lassen sich zum Mann initiieren und wollen so ein freier und stolzer Mann werden, der die Partnerin führt, weil sie sich offenbar zunehmend unterlegen fühlen. Sie lesen Männerbücher, die über Anleitungen zum Lagerfeuer Machen hinausgehen, pflegen ihren Bartwuchs oder lernen in einer Männertherapie mehr über sich und ihre Ängste, reflektieren ihre Vaterbeziehung und tauschen sich in digitalen Foren und realen Gruppentreffen über ihr Männerleben aus.

Gemeinsam sind diesen Männern die Suche nach sich selbst und der Wunsch, traditionelle Rollenbilder zu überdenken, bewusster, lebendiger und freier zu leben. Doch wie in allen boomenden Märkten tummeln sich auch hier unterschiedliche und zum Teil fragwürdige Angebote. Nicht selten werden aus einem geschürten Defizitempfinden heraus Bedürfnisse und damit neue Dogmen geschaffen, die Sicherheit geben sollen. Damit werden wiederum häufig Maßstäbe für eine neue Männlichkeit definiert. Plötzlich zählt es mehr als alles andere, seine Gefühle zu zeigen, werden alte Konkurrenzkämpfe unter Männern in neuem Gewand ausgetragen – und bisweilen wirkt das mehr gelernt als authentisch. Tatsächlich ist es nicht so einfach, die innere Unsicherheit erst einmal zuzulassen, sein eigenes Herz zu spüren, sich Zeit zu lassen und auf eine langfristige Entwicklung zu setzen. Daher sollen neue Seewege und alternative Leuchttürme in sich rasch verändernden und verunsichernden Zeiten Sicherheit bieten.

Insgesamt betrachtet ist die Männerbewegung eine sehr wichtige, individuell und gesamtgesellschaftlich lohnende Sache. Der australische Familienpsychologe und Männeraktivist Steve Biddulph schreibt dazu: »Die Männerbewegung ist keine Gegenreaktion auf die Frauenbewegung. Sie ist vielmehr die notwendige Ergänzung zur Frauenbewegung. Bei der Männerbewegung geht es darum, Männlichkeit als positive, lebensbejahende Kraft zu erkennen und sie als solche zu fördern. Lebensbejahende Männer hat es immer gegeben, auch wenn die Geschichtsschreibung uns etwas anderes weismachen will.«

Der Großteil dieser sich bewegenden Männer beschäftigt sich mit sich selbst, dem Mann-Sein heute und kultiviert nicht die Abgrenzung von der Frau oder gar ihre Abwertung. Im Gegenteil, wichtige Vertreter wie der Männerforscher Walter Hollstein beklagen ihre zu profeministische Seite bei gleichzeitig mangelndem Einfühlungsvermögen ihrem eigenen Geschlecht gegenüber. Das öffnet – so seine Analyse – den Männerrechtlern Tür und Tor, denn auch das gibt es: »Jene, die sich zunehmend unwohl und diskriminiert fühlen, sich solidarisch zusammenschließen und auf ihre Rechte als Mann pochen.« Die Auseinandersetzung dieser beiden Lager steht zum großen Teil immer noch aus.

Ich habe im Lauf der letzten 20 Jahre viel erlebt und fühle mich durch die inhaltliche Auseinandersetzung und durch die Begegnungen mit vielen dieser Männer bereichert. Männer, die sich suchend aufmachen, sich öffnen und ihr eigenes Verhalten und Erleben reflektieren, lernen auf jeden Fall dazu. Andere leben noch relativ unreflektiert dahin und versuchen die Unsicherheit erst gar nicht aufkommen zu lassen. Sie möchten am Alten festhalten und huldigen dem Fixstern der traditionellen Männlichkeit. Doch das Leben und wir Menschen entwickeln uns nun einmal nicht rückwärts, auch wenn einem das derzeit manchmal so vorkommen könnte.

Burn-out, Trennungen, psychische und gesundheitliche Krisen oder der Tod naher Menschen warten an den Kreuzungen des Lebens, machen Angst und lehren uns entweder, unser Herz noch mehr zu verschließen – oder es endlich wahrhaftig zu öffnen und genauer hinzuspüren. Zweifelsohne tut es uns Männern gut, etwas in unsere Fähigkeiten für die Fahrt auf der hohen See des Lebens zu investieren, unsere Beziehung zu Frauen zu erneuern und damit zu verbessern. So überlegen viele Männer, ob sie Kapitän ihrer eigenen ozeanischen Herzen sein wollen. Sie sehnen sich nach mehr Klarheit, männlich liebevoller Präsenz und innerer Herzensruhe, danach, den Mut aufzubringen, dem Ruf des eigenen Herzens zu folgen, den Kurs nach der eigenen inneren Wahrheit auszurichten, um dadurch tiefere und liebevollere Beziehungen zu Frauen führen zu können.

Andere Männer wollen doch lieber gewohnheitsbedingt auf »Mr. Cool« machen oder den Ertrinkenden mimen und auf die Rettung durch eine Frau hoffen. Manche Frau, wenn sie noch in ihren alten Rollenbildern verhaftet ist, wirft begeistert Rettungsringe aus, um am Ende enttäuscht festzustellen, dass sie doch wieder keinen Prinzen an Land gezogen hat – und will die Leine am liebsten gleich wieder durchtrennen. Wenn sie das doch nicht so leicht fertigbringt, vegetiert sie ein Stück Beziehungsleben dahin und sieht ihre Aufgabe darin, dem Mann Sicherheit und Kraft zu spenden, in der Hoffnung, dadurch selbst einmal erlöst zu werden. Letztlich erkennt sie aber doch, dass sie weitersegeln und hoffnungsvoll die Angel nach dem nächsten – diesmal einem echten? – Prinzen auswerfen muss.

Etwas benommen von dieser rasanten Veränderung im Geschlechtergefüge und nicht ausschließlich aus eigenem Antrieb machen sich die Männer also zunehmend auf die Suche nach sich selbst und nach einer heilsamen Beziehung zu einer Frau inklusive dem seit ewigen Zeiten gleich bleibenden Wunsch nach Bestätigung und Liebe, nach Verbundenheit und Zugehörigkeit. Gleichzeitig haben sie die Hosen voll wie nie zuvor. Sie haben Angst, von der Tiefe ihrer eigenen Liebe verschlungen zu werden, vor lauter Augenhöhe und gefordertem Gleichklang mit dem weiblichen Gegenüber die Orientierung zu verlieren, geraten in Abhängigkeiten und sind gefährdet, sich von der Lebendigkeit, von der (inneren) Freiheit und der Fokussiertheit auf die eigene Mission verabschieden zu müssen, um dem neuen Beziehungsideal gerecht werden zu können. Das Ganze gilt es ohne Vorbilder, ohne Vorbereitung, ohne wirkliche Lehrzeit, ohne Lehrmeister, ohne Anleitung zu bewerkstelligen, denn bisher konnte man Männlichkeit vor allem aus der Abgrenzung zum Weiblichen lernen und nicht direkt von aufrecht liebenden Männern – also von Männerherz zu Männerherz.

Auch dieses Buch kann keine wirkliche Anleitung geben. Es ist kein Ratgeber zu guten Beziehungen im klassischen Sinne. Aber vielleicht kann es ein paar Fertigkeiten für die »Seemannschaft« bieten, also »Fertigkeiten eines Seemanns zur Handhabung von Wasserfahrzeugen«, mit denen wir Männer die emotionalen Ozeane der Frauen nicht zu

Pools umgestalten müssen und uns dennoch aus einer inneren Grundsicherheit auf die aufregendsten Fahrten unseres Lebens besser vorbereitet fühlen und damit viel tiefer einlassen können.

Schließlich verändern sich nicht nur die Frauen und ihre Wünsche an das Leben und an uns Männer. Es verändern sich auch die Beziehungen ganz allgemein. Hier gilt es für uns Männer neue Wege zu gehen, sind doch die Rollen und Muster unserer Eltern und Großeltern heute nur mehr bedingt erfolgreich übertragbar. Wir müssen lernen, das Erbe unserer Vorväter in eine neue Qualität und damit ins Heute zu übertragen. Unser Herz muss dabei nicht nur auf dem rechten Fleck sitzen. Immer schon verlangen Beziehungen Männer mit Haltung und Kenntnis über ihr eigenes Herz und ihre tiefen Gefühle, doch die momentane Zeit ist besonders fordernd und aufdeckend, die Frauen sind weniger ertragend und schonend als in früheren Zeiten. Vieles bricht auf, was früher noch gut unter dem Teppich Platz gefunden hat. Und wir Männer müssen lernen, damit besser umzugehen.

Was will das Männerherz?

Was geht Männern zu Herzen, was ergreift und berührt sie? Sicherlich viel mehr, als Frauen und Männer glauben. Viel mehr, als Männer für gewöhnlich zeigen. Viel mehr, als es den Anschein hat.

Die Ambivalenz aus Abhängigkeit und dem Wunsch der Männer nach Freiheit in Beziehungen habe ich bereits in meinem ersten Buch *Männerabend* thematisiert und sie mit der Bedeutung offenherziger Männerfreundschaften in Zusammenhang gebracht. Die sich verbunden fühlende Freiheit einer Beziehung kommt aus einer ausgewogenen Mischung aus Nähe und Distanz, aus Zweisamkeit und Zeit für sich selbst. Das muss zwischen den Partnern ausgehandelt werden, beginnt mit der Öffnung für die eigenen inneren Bedürfnisse und festigt sich darin, dass man sich der Partnerin entsprechend offenbart.

Um als Mann in einer Beziehung sein Herz zu öffnen, braucht es Mut ebenso wie das Vertrauen, dass nicht alles eins zu eins an die beste Freundin weitergeht und dass der Mann so sein darf, wie er eben gerade ist. Das, wie vieles andere, haben wir Männer mit den Frauen gemeinsam – nur zeigen wir anders oder bedeutend weniger, was in uns vor sich geht. Wir können daher auch wenig von anderen Männern lernen, wie das gelingen könnte. Die Vorbilder fehlen.

In diesem Buch interessiert mich nicht die Frage danach, »warum« das bei uns Männern so ist. Ich schreibe mit der Erfahrung von sehr vielen, größtenteils sehr offenherzigen Gesprächen mit Männern, was hinter der männlichen Fassade vor sich geht. Da gibt es bei Männern – wenig überraschend – oft Ähnliches zu entdecken wie bei Frauen. Auch die wesentlichsten Botschaften und Erkenntnisse rund um eine lebendige Beziehung sind ebenso für Männer wie Frauen gültig. Ich schreibe dieses Buch auch als liebender Mann, als Vater, Sohn und als Männerberater. Es richtet sich klar an Männer, unbedingt mit dem Ziel einer Beziehung auf Augenhöhe zwischen Männern und Frauen. Die Männerherzen und ihre Stärkung im Fokus, freut sich mein Männerherz natürlich auch über weibliche Leserschaft, die ihrerseits nicht nur etwas mehr Verständnis über Männer gewinnt, sondern auch für sich selbst wichtige Erkenntnisse über ihr Herz, über ihre Liebe zu sich selbst und zu Männern ziehen kann.

Was Männer bewegt: Damit ist nicht nur gemeint, was uns berührt, ergreift, erregt oder erschüttert, sondern auch, was uns anregt, antreibt, was den Stein ins Rollen bringt, was etwas in Gang bringt, was etwas initiiert, was etwas an seiner Lage verändert. Aufregende und gelingende Beziehungen zu Frauen können Männer ungeahnte Kräfte verleihen, lassen sie zu Höchstleistungen auflaufen und motivieren sie, das Beste aus sich herauszuholen – nach dem Motto »Mit dir bin ich ein besser Mensch«, die Standard-Liebeserklärung in sämtlichen Liebesfilmen dieser Welt. Die Rolle als Beschützer und Versorger, also für Partnerin und Kinder aktiv zu sein, treibt uns auch an, den oft beschwerlichen Alltag bestmöglich zu meistern.

Gekoppelt an die Anerkennung einer Frau fühlen wir uns ganz leicht und nur allzu gern als der Held, den sie zu sehen glaubt. Bekommen wir Männer diese positive Rückkopplung, ist für uns in der Regel alles in Ordnung. Wir schmeißen uns so richtig ins Zeug, besonders, wenn wir eine Frau haben wollen. Genau so lange, bis wir sie eben haben. Dann schließt sich nach und nach auch das noch so offen präsentierte Herz wieder. Versiegt aus irgendeinem Grund zwischendurch auch noch die Bestätigungszufuhr durch die Frau, wird es sehr schnell eng für den Mann. Kraft und Lebensfreude haben bisweilen sehr wenig eigene Reserven, und der feurige Antrieb ist oft schnell wieder dahin. Er fühlt sich etwa großartig, weil er einen wichtigen Auftrag bekommen hat. Findet sie das nicht so bedeutsam und hängt ihren eigenen, vielleicht sogar vorwurfsvollen Gedanken nach, ist seine Freude gleich dahin und der Tag gelaufen.

Was treibt Männer in Beziehungen an? Sex, ganz klar! Nein, leider nicht ganz klar, sondern neuerdings verdeckt, verschmitzt, verunsichert, mehr hechelnd als stöhnend. »Was habe ich früher nicht alles für eine Frau getan. Insgeheim wollte ich dafür immer Sex. Meist war ich dann enttäuscht, dass nichts lief. Jetzt lerne ich, klarer zu sagen, was ich will, und ich merke, dass das besser funktioniert. Manchmal bin ich dann zwar immer noch enttäuscht, aber ich fühle mich dabei nicht mehr so abhängig und klein wie früher«, erzählte mir ein Mann in der Beratung.

Was uns Männer in Beziehungen bewegt, also antreibt, ist zumeist den Wünschen, den Aufträgen oder gar den Drohszenarien von Frauen geschuldet. Auch wenn viele Frauen das nicht merken: Insgeheim wollen die meisten Männer in einer Liebesbeziehung es ihr recht machen, sie glücklich sehen und dafür ihre Belohnung aus Sex und Anerkennung bekommen. Dann ist die Welt für die meisten Männer in Ordnung. Das bringt auf Dauer wenig Weiterentwicklung – insofern müssen wir Männer wohl froh sein, dass uns die Frauen beziehungstechnisch »schon mal ordentlich Gas geben«. Denn wenn wir ehrlich sind: Der Wunsch oder Antrieb, sich selbst und sein Beziehungsverhalten zu hinterfragen oder gar zu ändern, geht zwar immer häufiger, aber zumeist doch noch immer viel zu wenig von uns Männern selbst aus. Und genau dafür ist es jetzt Zeit geworden.

Es ist wichtig zu schauen, was Frauen brauchen, zu versuchen, Frauen zu verstehen, sie zu lieben und wertschätzend mit ihnen umzugehen. Aber das kriegen wir niemals in dieser Tiefe hin, wenn wir nicht lernen, uns selbst zu verstehen, uns zu lieben, mit uns selbst und unter uns Männern wertschätzend und offen umzugehen. Es ist allerhöchste Zeit, dass sich viel mehr Männer auf Basis ihres eigenen Herzens bewegen – nicht nur, weil Frauen sich das seit jeher von uns wünschen, sondern aus eigener Kraft und männlich fokussiertem Antrieb heraus, mit einem klaren Blick auf uns selbst und auf die Frauen. Das ist hier mit Selbstbestimmung gemeint.

Bewegung bedeutet Leben, und das bringt beständig Veränderungen. Ist dabei das Herz offen, verheißt es Lebendigkeit und Lebensfreude. Ist es ein Aufbruch aus der Starre, ersetzt die Bewegung auferlegte Dogmen mit selbst erfahrener Wahrhaftigkeit und wird damit ein echter Motor für ein erfülltes Leben mit einer Bandbreite an Gefühlen, Erfahrungen und Wachstumschancen, die wir noch kaum erahnen können. Damit wir unsere Selbstbestimmung nicht beim Eintritt in eine Beziehung abgeben müssen, erkunden wir unser Männerherz.

Welcome to my Truth Part 1

Wie kam es zu Männerherz?

Zu Beginn ihrer Karriere legte sich die US-amerikanische Sängerin und Songschreiberin Anastacia ein robustes »I am strong and sexy«-Image zu und ließ sich aus Marketinggründen von der Plattenfirma und ihren Beratern sogar dazu überreden, sich um vier Jahre jünger zu machen – ohne zu bedenken, dass sie diese Maske die nächsten Jahre würde aufrechterhalten müssen. Damals war sie Ende zwanzig.

Einige Jahre Lebenserfahrung später, gesundheitliche Krisen inklusive, musste bei ihr einmal einiges raus. Nicht nur in Interviews, auch über ihre Songs. *Welcome to my Truth* erzählt von schweren Zeiten, vom Verlassenwerden durch den Vater, als sie ein kleines Kind war, davon, dass sie sich immer verkleidet fühlte, dass sie nicht bemitleidet werden will, davon, dass sie immer noch ihren Traum lebt und dass sie es geschafft hat, auch wenn der Schmerz schwer zu vergessen ist. Vielleicht sollte sie den Schmerz ja gar nicht vergessen, sondern als Teil ihres Lebens annehmen oder gar lieben lernen. Das ist leicht geschrieben – und tatsächlich singt sie ja auch, dass sie immer noch eine Liebende ist. Diese schicksalshafte Zeit hat ihr offenbar auch dazu verholfen, für sich zu kämpfen. *Welcome to my Truth* hat eine kraftvolle Note, und das Image dieses Songs hat viele authentische Aspekte eines ursprünglich traurigen Mädchens, das um sein Leben kämpft. Ihre damalige Wandlung, ihr Versuch, die Fassade niederzureißen, ihr Stil, kraftvoll durch Krisen zu gehen, und ihr Mut weiterzumachen, hat viele Menschen tief berührt und beeindruckt – so wie auch dieser Song.

Auch ich frage mich: Wie viel Offenheit, wie viel Authentizität, wie viel persönliche Erfahrung braucht dieses Buch? Wie viel bin ich bereit zu geben, damit ich genug gebe, um dieses Buch zu bereichern? Und was wäre zu viel? Wie viel nackte Haut, wie viel offenes Herz, wie viel Schweiß, wie viel Seele will ich zeigen? Wie viel von meiner Kraft, meinem Durchhaltevermögen, wie viel von meinem wachsenden Selbstvertrauen und meiner tiefen Dankbarkeit für so manche schwere Stunde kann ich hier offenbaren, ohne im Nachhinein schönzufärben, ohne dem Inhalt zu schaden, weil es für den Leser nach Selbstdarstellung und aufgesetzter Stärke riechen könnte?

Also: Wie viel eigene Wahrheit braucht dieses Buch und wie viel brauche ich selbst? Innerlich verlangt es mir nach maximaler Wahrheit, so weit eben, wie ich sie im Moment verstehen kann. Und wie kann ich sie so darstellen und so formulieren, dass es sich für mich richtig anfühlt? Willkommen also zu meiner Wahrheit! Ich will erzählen, was der Antreiber und wahre Auslöser für dieses Buch ist.

Mit 23 Jahren hatte ich mich so richtig kitschig und auf den ersten Blick verliebt. Alles schien zu passen, für unser Umfeld waren wir kaum auszuhalten. Mit dem Gefühl der verschmolzenen Unabhängigkeit machten wir uns auf, die Welt zu erobern – und landeten schließlich in einem kleinen Dorf mit Haus, Garten und zwei Kindern. Trotz der weiterhin großen Nähe, dem Gefühl, gemeinsam an einem Strang zu ziehen, trotz symbiotischer Zweisamkeit und der Gewissheit, immer füreinander da zu sein, wich die Leichtigkeit den vielfältigen Aufgaben, klopfte innerer Widerstand gegen die

Enge an, war eine subtile Angst zugegen und eine zunehmende gegenseitige Abhängigkeit ein Kraftkiller, der alte Verhaltensmuster in uns hervorrief.

Mein berufliches Know-how, tiefgehende Gespräche und jede Menge Selbstreflexion konnten meine bisher größte Lebenskrise – die Trennung von meiner Frau – nicht verhindern. Davor standen sämtliche unserer Rettungsbemühungen im Zeichen davon, etwas verhindern zu wollen, was im Sinne der Lebendigkeit, der inneren und äußeren Wahrheit gar nicht zu verhindern war. Immerhin konnten wir diesen Weg durch sämtliche Gefühlsextreme in Offenheit und Selbstverantwortung für uns beide aufrecht, respektvoll und liebevoll gestalten und lehrreich nutzen. Unsere tiefe Verbindung konnten wir dabei auf eine neue, erwachsene Ebene heben und trotz aller Schwierigkeiten unseren Kindern verlässliche Bezugspersonen und gute Vorbilder sein.

Insofern war die Trennung nicht das Ende, sondern ein weiterer Anfang einer intensiven Reise zu uns selbst.

Nach Jahren voller Liebe und verwachsenem Gleichklang, Hausbauen, Kinderkriegen und Alles-richtig-machen-Wollen schlich also die Leichtigkeit nach und nach bei der Hintertür hinaus, und eine unsagbare Schwere und Sprachlosigkeit zog ein. Im Überlebenskampf-Modus beschloss meine Frau, mit den Kindern auszuziehen. Auch ich wusste, dass es so nicht bleiben konnte, und übte mich trotz einer unglaublichen Verzweiflung darin, in Liebe loszulassen.

Als wir danach in kurzen Momenten der Verbundenheit und Leichtigkeit wieder einmal vertraut lachen konnten, sagte ich in Anwesenheit unserer Kinder zu meiner Frau: »Wenn wir das einmal überstanden haben, egal wie es ausgeht, schreibe ich darüber ein Buch.« Wir suchten scherzend nach einem Titel, als unsere damals elfjährige Tochter spontan und selbstbewusst »Sieg der Wahrheit« herausplatzte und dabei eine kraftvolle und hoffnungsfrohe Stimmung ausstrahlte. Unsere Blicke trafen sich, sie waren innig, dankbar und zuversichtlich, dass letztlich alles irgendwie für alle Beteiligten gut werden würde.

Seitdem sind einige Jahre vergangen. Sie waren schmerzhaft, voller wundersamer Momente und durchzogen von Loslösungsprozessen aus alten Beziehungsmustern und noch älteren Prägungen. Viele Menschen, die durch Krisen gehen, können bestimmt gut nachvollziehen, was wir erlebt haben. Ich kam zu neuer Stärke und verwirklichte in dieser Zeit einen meiner größten Lebenswünsche: Im Frühjahr 2017 veröffentlichte ich mein erstes Buch mit dem Titel *Männerabend. Warum Männer einen Mann zum Reden brauchen – und was Frauen darüber wissen sollten.* Die offenen und wertschätzenden Gespräche unter Männern sind es, die mich durch die schönsten und herausforderndsten Zeiten begleiten und mir Halt geben, die ich seit meiner Jugendzeit gesucht und deren Bedeutung und Fehlen ich spätestens seit meiner Tätigkeit in der Männerberatung erkannt habe und denen ich bis heute unnachgiebig nachforsche. Und es ist offensichtlich ein Thema, das in die Zeit passte, denn das Buch wurde öffentlich wahrgenommen und es stellte sich viel Zuspruch dazu ein.

Ich fand also mehr und mehr in mein neues Leben. Nun war die Zeit gekommen, um »Sieg der Wahrheit« – oder wie das Buch am Ende auch immer heißen würde – zu schreiben. Fest entschlossen, in dieses Universum vorzudringen und den damaligen Vorsatz zu verwirklichen, war ich ebenso klar wie orientierungslos, wo die Reise hingehen würde. Worum sollte es in meinem neuen Buch eigentlich gehen? Wofür stand meine Situation? Wofür stand unser Weg, den wir auf unsere Weise gingen? Sollte es ein Beziehungsbuch oder ein »Wie schaffe ich eine Trennung liebevoll?«-Buch werden? Wie stark sollte unsere Geschichte einfließen? So ging ich auf also die Suche, und obwohl mir innerlich alles klar erschien, konnte ich noch keinen roten Faden finden. Mein Konzept war lediglich ein tiefes Gefühl und eine Ansammlung an Erkenntnissen, die noch kaum Konturen hatte.

In meiner Beratungsarbeit führte ich in knapp 20 Jahren Tausende Gespräche mit Männern. In sehr vielen davon ging es um das Thema Beziehung. Ich hörte von Kleinkriegen, Gewalt, schmerzhaften Trennungen, und zumeist war es eine große Herausforderung, den Mann in seine Selbstverantwortung zu begleiten und den Umgang mit sich und seiner (Ex-)Partnerin klarer und wenn möglich liebevoller zu gestalten.

Aber Trennung war nicht wirklich das Thema, das mir vorschwebte; auch die Situation von damals, die sich immer wieder einstellte, stand nicht für Trennung – sie stand eher für Wahrhaftigkeit. Sie stand für die dunkle und helle Seite eines ehrlichen Umgangs damit, was gerade da ist, sie war ein mutiger, schmerzhafter, aber auch befreiender Schritt aus eingefahrenen Mustern, der wieder eine neue Leichtigkeit ermöglichte, die zumindest in bestimmten Momenten wieder spürbar wurde. Wenn ich daran zurückdenke, war da ein zuversichtliches, hoffnungsvolles und freies Gefühl in einer eigentlich herzzerreißenden, schwierigen Situation. Dem galt es nachzuspüren, das war die Richtung, in die die Kompassnadel für dieses Buch zeigte. Etwas schien richtig zu sein an dem Ganzen, so unverständlich es uns allen auch war. Also hieß es für mich weiterzusuchen, zu recherchieren, zu brüten, Gedanken und Gefühle aufzuschreiben, was dieser »Sieg der Wahrheit« denn sein könnte.

Von Sieg der Wahrheit zu Männerherz

Als ich auf ein Zitat von Augustinus stieß, war das wie der Fund eines Goldnuggets, das mich der Antwort etwas näherbrachte: »Nur die Wahrheit trägt den Sieg davon. Der Sieg der Wahrheit ist die Liebe.«

Aufgrund meiner beruflichen Tätigkeit als Männerberater und durch meine eigenen Beziehungserfahrungen weiß ich, wie schwer es uns allen fällt, den Ruf des eigenen Herzens wahrzunehmen, ihn richtig zu deuten und ihm zu folgen. Ganz besonders in Liebesbeziehungen. Tun wir es nicht oder zu wenig, geben wir der Angst in uns mehr Gehör als der Wahrheit, versuchen wir wegen einer vermeintlichen Sicherheit unsere innere Stimme zum Schweigen zu bringen, verkümmern Lebenskraft und Lebendigkeit, oder Konflikte verwachsen sich zu Kleinkriegen. Das Ungehörte und Ungesagte sucht sich seinen Weg dann häufig über Krankheiten, Gewalt, zerstörerische Trennungen und andere Lebenskrisen nach außen. Genauer hinzuhören, dazuzulernen und der inneren Wahrheit nach außen zu verhelfen erweist sich als enorme Chance auf unserem Lebensweg. Besonders in Liebesbeziehungen ist die Herausforderung, sich selbstverantwortlich, klar und liebevoll zu öffnen, riesig – nicht nur für Männer.

Es gab Zeiten, da sagte ich nicht mehr, was ich tatsächlich fühlte, stand »um des lieben Friedens willen« nicht genügend zu meinen Bedürfnissen und tat scheinbar alles, um den Erhalt der Beziehung und des Familiengefüges nicht zu gefährden. Meine Frau handelte innerlich offenbar auf dieselbe Art, und so wurde der Schatten immer größer und holte uns schließlich ein. Dann gingen die Schleusen – endlich – auf. Trotz des Scheiterns wussten wir zutiefst, dass die Trennung für uns beide auch ein »Sieg der Wahrheit« war. Gerade die wieder gewonnene Offenheit, eine Wahrheit ohne gegenseitig verletzende Details, ermöglichte es, bleibenden Schaden von uns und den Kindern abzuwenden. Schonungslos, aber ohne Fingerzeig öffneten wir uns wieder, und es war klar, dass wir durch unsere bisherige Geschichte und nicht zuletzt durch die Kinder in Liebe verbunden bleiben, dass aber jetzt jeder lernen musste, mit sich selbst klarzukommen und nicht das Heil allein mit und durch den anderen zu suchen. Das tat weh und das tat gut.

Als ich das Zitat von Augustinus las, war mein roter Faden für das neue Buch klar. War im ersten Buch das offene und wertschätzende Gespräch unter Männern dieser rote Faden, so soll dieses Buch ein Aufruf zu Offenheit und Selbstverantwortung in der intimen Liebesbeziehung sein. Es soll eine Aufforderung sein, zu sich und seiner Wahrheit zu stehen, ohne den anderen damit manipulieren oder zwangsbeglücken zu wollen – also nicht zum »Egotrip« aufrufen, sondern dazu, die Chance für echte, tiefe und wahre Liebe in all ihren Ausprägungen wahrzunehmen. Es zieht mich magisch zu dieser bedingungslosen Liebe; ich freue mich, wenn ich sie ab und zu empfinde und mir mein Gefühl zeigt, dass ich mit mir selbst in Frieden bin und meine Wahrheit gut leben kann.

Wir alle wissen, dass eine Liebesbeziehung das Potenzial hat, uns über uns selbst hinauswachsen und tief in uns hineinblicken zu lassen. So gesehen erstaunte mich der Mut meiner Frau, die Sachen zu packen und für sich und ihren Weg zu kämpfen, raus aus einer offenbar nicht optimalen Sicherheit und rein ins Ungewisse. Bei allem Schmerz und der Trauer wäre eine lieblose, erstarrte Fassadenehe für mich und sicherlich auch für unsere Kinder schwerer zu ertragen gewesen. Das Ganze ermöglichte es uns auch, uns selbst neu kennenzulernen und somit auch den anderen wieder mit neuen Augen zu sehen.

In der Beratung wie bei mir selbst erkenne ich immer wieder, wie unglaublich viel wir über uns lernen können, wenn wir die Ursachen für unser Leiden und unser Glück nicht im anderen suchen, sondern in uns selbst. Dann können Krisen Lernfelder sein und Beziehungen gelingen, auch wenn dieser Weg zeitweise durch die Wüste führt. Und so machte ich mich auf den Weg, diesen »Sieg der Wahrheit« in

Beziehungen in diesem Buch näher zu ergründen, und freue mich, dass Sie mir dabei folgen wollen. Bei allem, was ich selbst in meinem Leben und durch meine Arbeit als Männerberater gelernt habe, ist es mir ein großes Anliegen geworden, darüber dieses Buch zu schreiben und mein mir selbst gegebenes Versprechen von damals einzulösen. Durch das Schreiben will ich auch selbst weiter lernen, will mich noch intensiver mit diesem Thema auseinandersetzen, glaube aber auch so viel Erfahrung zu haben, dass der eine Leser oder die andere Leserin mitfühlen und davon profitieren kann – wie auch immer ihr eigener Beziehungsweg gerade aussieht.

Die Triebfeder für dieses Buch war also eine ordentliche Krise, gespickt mit diesem besonderen Moment voller neu gewonnener Leichtigkeit, den meine Tochter mit ihrem Titelvorschlag einfing. Weil ich diesem Moment auf den Grund gehen wollte und dieser Ausspruch sich dabei als tief, wahr und brauchbar herausstellte, werden Sie in diesem Buch immer wieder den Begriff »Wahrheit« finden und verstehen sicherlich, dass es mir nicht um einen absoluten Wahrheitsbegriff geht, sondern um eine individuelle, innere Wahrheit, die es für eine lebendige und liebevolle Beziehung zu finden und zu leben gilt: Es geht um den Ruf des eigenen Herzens. Für uns Männer ist es an der Zeit, noch genauer hinzuhören, was unser Herz zu sagen hat.

Im Lauf des Schreibprozesses und der Überlegungen gemeinsam mit dem Verlag zur endgültigen Ausrichtung und Positionierung dieses Buches kam mein beruflicher Männerschwerpunkt immer wieder zum Tragen. Irgendwann war klar, dass nach *Männerabend* dieses Beziehungsbuch auch die Männer in den Mittelpunkt stellen musste – auch wenn der Inhalt natürlich nicht ausschließlich für Männer gültig ist. So war der Titel *Männerherz* geboren. Ich bin davon überzeugt, dass es für Männer wichtig ist, eigene Angebote vorzufinden, sich in bestimmten Bereichen auf besondere Weise wiederzuerkennen, auch und gerade bei diesem doch immer noch sehr weiblich empfundenen Thema, und dass die Zeit reif ist, dass wir selbst unser Herz durchleuchten. Als Leserin sind Sie sehr herzlich eingeladen, vorbeizuschauen und so vielleicht mehr Verständnis für die Herzen der Männer und für ihr eigenes zu bekommen.

So kam es also zu *Männerherz*. Ich bin sehr glücklich über diesen Titel, darüber, was mir das Schreiben gebracht hat – und darüber hinaus über den wechselhaften und aufregenden Verlauf des gesamten Buchprojekts. Über das Buch verstreut, aber besonders in den *Welcome to my Truth*-Kapiteln werde ich Ihnen noch weitere persönliche Einblicke geben. Alles, was ich beruflich gelernt und erfahren habe, wurde erst dadurch, dass ich es selbst durchlebt habe, zum bleibenden Erkenntnisgewinn. Vielleicht können Sie Ihre eigene Geschichte besser verstehen, wenn Sie meine Geschichte lesen. Und ich hoffe, dass Ihnen meine konkrete Geschichte hilft, noch besser zu verstehen, wovon ich in *Männerherz* schreibe.

Nun will ich mit Ihnen in den Himmel aufsteigen und einen Blick von oben auf eine Beziehung werfen, wie sie häufig verläuft.

Zwischen den Wolken

Zweckrealismus oder Himmelfahrtskommando? Über Sicherheit und Langeweile in Beziehungen

Mit dem Song *Wolke 4* katapultierte sich Philipp Dittberner 2015 in die Öffentlichkeit und musste in Interviews immer wieder die Frage beantworten, ob er denn nicht mehr an die richtige Liebe glaube. Der Song bewegt, man mag ihn und gleichzeitig auch wieder nicht, er kommt sympathisch daher und jubelt einem einen Durchschnittszustand angenehm unter, den jeder frisch Verliebte als lauwarm beschreiben und daher mit der Hölle gleichsetzen würde. Aber er vermittelt auch etwas Heilsames, wie wenn einer nach einer intensiven Hochseefahrt mit extremen Wetterkapriolen in einer ruhigen, kleinen, netten Bucht irgendwo im Nirgendwo Schutz suchen kann. Das bringt Ruhe rein und tut erst einmal ganz gut. Aber dann? Hierbleiben, sich niederlassen und die hohe See hinter sich lassen? Und heimlich Udo Jürgens hören, der von New York und San Francisco träumt, während er in die Wolke-4-Welt voller spießiger, mittelmäßiger und lähmender Gewohnheit zurückkehrt?

Wolke 4 trifft einen ganz zart mitten ins Rückenmark, denn ja, wir maskieren die Wirklichkeit, begraben die großen Tage unter kleinen Dingen und sind heilfroh, dass das wirklich (eine Zeit lang) funktioniert. Nur nicht das kleine Herz zerbomben lassen, den wahren Gefühlen ins Auge schauen, und auch wenn die Tage ziemlich dunkel sind, immerhin lächelst du mich an und ich bin nicht ganz allein. Wohlfühlerstarrung. Wir alle erkennen uns beizeiten in den Zeilen dieses Songs und wissen genau, was damit gemeint ist, kennen die Wolke 7 als einen oft kurzen, aber sehr euphorisierenden Höhenflug in die Glückseligkeit der Zweisamkeit und mussten dann erleben, wie weit und hart man aus der Höhe abstürzen kann, manchmal Wolke für Wolke, manchmal in einem einzigen Fall ins tiefste Loch voller Einsamkeit und Verzweiflung, Angst und Ohnmacht, Wut und Bitterkeit. Ohne Boden unter den Füßen kommen wir jedoch auch nicht zu uns selbst.

Viele Paare richten es sich ein in ihrer Beziehung, finden sie nicht besonders spannend, aber eben auch nicht beängstigend, finden nicht mehr wirklich zueinander, ohne einander kommen sie jedoch auch nicht mehr aus, sie sind gelangweilt und genervt und schweben auf unterschiedlichen Nebelwölkchen mit Sicherheitsabstand vom nicht weit entfernten Boden, tragen ihre unterdrückten Sehnsüchte im doppelt versicherten Fallschirmrucksack gut eingeschnürt mit sich, entkommen so den wohl wichtigsten Entwicklungen ihrer Persönlichkeit und verpassen den bisweilen auch turbulenten Flug in eine lebendige Beziehung.

Philipp Dittberner berichtet in Interviews, wie viele Zuschriften er von Langzeitpaaren bekommen hat, dass es eben nicht möglich ist, immer auf Wolke 7 zu schweben, und sie dennoch Liebe empfinden. Ja klar, ein gemeinsam getragener Alltag, besonders mit Kindern, ist kein beziehungsmäßiges Honigschlecken, sondern nimmt hoffentlich die Kraft und Verbundenheit aus paradiesischen Höhenflügen mit auf die Reise. Vergisst man allerdings über Jahre, seine eigene tiefe Herzenswahrheit zu leben, bei Kleinigkeiten im Alltag ebenso wie bei den scheinbar großen Wünschen, kommt das

Unterdrückte zwangsweise über Krisen ans Licht oder lässt die Beziehung langsam und unscheinbar eingehen.

Die meisten noch unbewussten Beziehungen, die sich zu Beginn als perfekte Ergänzung und siebter Himmel anfühlen, werden zu Arrangements, in denen der eine den Mangel des anderen ausgleicht und sich dabei langsam ausgebeutet fühlt und weitermacht, obwohl er gleichzeitig im Geheimen grollt. Die als Liebe getarnte Fürsorge ist oft eine Abhängigkeit und wird zunehmend als Verpflichtung empfunden, welche die wahre Liebe in ihren Herzen mehr und mehr betäubt, bis sie stirbt. Ist das in Wahrheit nicht sehr blind und lieblos?

Bereits als Jugendlicher habe ich diese korrekten Arrangements, die ich bei fast allen in meiner damals von mir sehr eingeengt empfundenen altkatholischen Umgebung wahrgenommen habe, nur als vermeintliche Sicherheit wahrgenommen – wobei sie natürlich auch ihre guten Seiten hatten. Doch ich wollte daraus ausbrechen und war fest entschlossen, mich auf die Suche nach echten, intensiven und wahren Gefühlen zu machen. Es war wohl die Kombination aus der damaligen Zeit und einem Landleben, das die Bewegung der 68er-Jahre selbst Ende der 70er-Jahre noch brav zu ignorieren wusste. Ich wollte erfahren und fühlen, wie es sich auf allen Wolken so lebt. Ich wollte mich bloß nicht festfahren in Stillstand und Mittelmäßigkeit, bloß nicht einfrieren lassen in Gefühllosigkeit und gespielter Harmonie.

Die Zeit nach der Trennung von meiner allerersten, langjährigen Beziehung war ein Tanz zwischen Himmel und Hölle. In »Rock'n'Roll-Manier« war ich auf der Flucht vor meiner Trauer, Niedergeschlagenheit und dem Gefühl der Einsamkeit. Ich erkannte noch nicht, dass meine Gefühle weniger mit dieser Frau zusammenhingen, sondern dass sie bereits davor in mir abgespeichert waren und die Trennung nur als Auslöser fungierte. Immerhin war ich damals schon bereit, nicht alles in mir abzutöten, sondern ich wollte spüren, erkennen, verstehen, lernen – und vor allem intensiv den Moment leben. Das war auch dem frühen und plötzlichen Tod meines Bruders geschuldet, der mich lehrte, wie kostbar Lebenszeit ist und wie schnell alles anders sein kann. Ich tauchte ein in die Welt von Hermann Hesse, Stefan Zweig und liebte auch die ersten Romane von Gabriel Barylli. Ich analysierte die Songtexte von Nick Cave, Bob Dylan und Lou Reed und blieb immer wieder bei den Stellen hängen, die mir kraftvoll nahelegten, dass es nichts Schlechtes ist, Trauer oder Schmerz zu empfinden, weil es die Voraussetzung dafür ist, sich nicht abzutöten und damit auch echte Freude und Liebe empfinden zu können.

Ich wollte mich nicht hart machen, um nicht mehr verletzt zu werden. Ich hatte Angst, abgebrüht durch mein Leben marschieren zu müssen, einen Beruf zu ergreifen, der Geld, aber keine Freude bringt, eine Frau zu heiraten, mit der ich Kinder großziehen kann und nicht allein bin, zu dienen und mich aufzuopfern, anstatt wirklich zu leben. Mein Leben war voller Erwartungen an mich, und ich erkannte noch nicht, dass es ausschließlich an mir lag, meine eigene Wahrheit zu leben, dass mein Leben dazu da ist, nach und nach herauszufinden, wie sich meine eigene Wahrheit anfühlt und dass es kein andere Menschen verletzendes Verbrechen darstellen muss, diese auch zu leben. Damals war es naturgemäß noch keine besonders reife, erwachsene Form des Suchens, sondern ein wildes, getriebenes, aufgeputschtes, fremdbestimmtes, Anerkennung suchendes Drauflosrennen im Ringen um meine eigene Individualität, um meine eigene Persönlichkeit, um meine eigene Wahrheit. Immerhin zeigten mir diese Bücher und die Songtexte einen Weg, den andere vor mir schon gegangen waren und deren wichtige Erkenntnisse mich zutiefst ansprachen.

Wolke 4 ist generell kein Zustand, den Jugendliche und junge Erwachsene anstreben. Heutzutage leben sie meist auch nicht mehr so tief religiös und eingeengt wie früher, bringt doch das Internet in jedes verschlafene Dorf das Gefühl, dass alles möglich ist, keine Wolke hoch genug liegt – schließlich gilt es heutzutage bereits in die Stratosphäre abzuheben, nicht auf die lächerlich niedrige Wolke 7. Hunderttausende von potenziellen Partnern und Partnerinnen bieten sich an, zeigen ihre Schokoladenseite und verheißen von allem etwas. Verführerisch, hingebungsvoll, zärtlich, eigenständig, fokussiert, klar, gepflegt, einer potenter und klüger als der andere, eine sinnlicher und hingebungsvoller als die andere. In Wahrheit fällt es uns gar nicht leicht, uns überhaupt einzulassen oder aber nicht gleich enttäuscht nach der nächsten zu suchen.

Die Luft ist dünn, und um uns zu schützen, irren wir im Weltraumanzug umher und verkaufen es uns als großes Abenteuer, so etwas wie den Boden der Tatsachen gar nicht mehr zu kennen. Liebe im Raumanzug ist dann leider eine kalte und unwirtliche Angelegenheit, der Schutzanzug schützt vor zu viel Nähe, die zwar fehlt, aber immerhin bringt das Ganze ein besonderes Selfie als Ertrag. Es heißt, lässig und extravagant für die anderen zu lächeln. Und auch, wenn sich das Glück in der Realität nicht einstellt und in Wahrheit die meisten angepasst und durchschnittlich sind wie nie zuvor: Man wird doch wohl noch träumen dürfen?

Viele Männer halten sich im Netz ein paar Frauen neben ihrer Beziehung warm und ziehen sich aus dem Online-Flirt zurück, wenn es ernst wird. Viel Schein statt Sein, in der Realität glitzert es dann doch etwas weniger, sind wir doch alle Menschen mit Fehlern, Sehnsüchten und unserer eigenen Packung Vergangenheit auf der Suche nach Anerkennung, Verschmelzung, Einssein und Glück. Fakt ist, dass wir zwar alle nach der Seelenpartnerin suchen und dass die Sehnsucht nach einer Frau fürs Leben ungebrochen ist. Aber in der Realität lassen wir uns oft nicht wirklich darauf ein. Wenn doch, stehen Trennungen und Scheidungen an der Tagesordnung, bleiben doch die wenigsten heute noch beisammen, bis der Tod sie scheidet – und wenn doch, dann ist bei vielen bereits auf dem Weg dahin der Großteil der Liebe gestorben.

Das Märchen von der romantischen Liebe

Paarbeziehungen, die es früher fast ausschließlich in Form einer Ehe gab, wurden in der Vergangenheit vor allem durch wirtschaftliche und familienpolitische Notwendigkeiten zusammengehalten. Außerdem hatte die Kirche mit der Unauflöslichkeitsdoktrin der Ehe ein Auge darauf, dass ein Zusammenbleiben praktisch alternativlos war. Harmonie sollte durch das Einhalten eines klar patriarchalen Beziehungsmusters gewährleistet werden, das so gestrickt war, dass die eine ohne den anderen und der eine ohne die andere möglichst nicht lebensfähig war. Je mehr man also den anderen brauchte, desto eher glich eine Beziehung dem Ideal. Interessant ist, dass dieses Versprechen, bis zum Tod beisammen zu bleiben, aus einer Zeit stammt, in der die Lebenserwartung insgesamt viel kürzer war, vor allem jene der Frauen. Durch viel Arbeit und viele Geburten geschwächt, starben viele von ihnen früh, sodass das Leben selbst für Trennungen sorgte. Einheit und Harmonie hatten damals auch einen anderen Sinn und waren weniger als Gleichklang der Herzen und der Seelen zu verstehen, wie wir es heute tun. Das Leben war bedrohlich genug, da sollte nicht auch noch ein Auseinanderbrechen der Ehe alles gefährden.

Heute hat sich einiges geändert. Die Lebenserwartung – besonders die der Frauen – hat sich nahezu verdoppelt. Der Anspruch, das Ideal der lebenslangen Einheit eines Paares und die immerwährende Dauer, geistert allerdings nach wie vor in uns allen herum – schließlich sind wir vom Märchen der romantischen Liebe geprägt. Hollywoodfilme des 20. Jahrhunderts haben unser Bild von Liebe und Beziehung maßgeblich beeinflusst. Das perfekte Gegenstück will gefunden und die romantische Liebe ein Leben lang in Harmonie gefeiert werden. Als »schlichtweg grausam« bezeichnet das etwa die britische Feministin Laurie Penny in ihrem Buch *Unsagbare Dinge*. »Denn war das Idealbild immer ein Märchen, ist es heute nicht einmal mehr nach außen aufrecht zu erhalten.« Und die Soziologin Eva Illouz meint dazu: »Wir alle haben dieses Idealbild im Kopf, doch die Gesellschaft hat sich stark verändert. Früher konnte man sich auf die Familie verlassen, auf Gemeinschaften, heute stehen die meisten für sich allein.«

De facto sind sehr viele Menschen heute einsam, träumen aber von der großen Liebe mit einem völlig idealisierten Bild aus dem Märchenbuch. Das Ideal der lebenslangen romantischen Liebe wurde unhinterfragt aus alter Tradition übernommen – und das erscheint zumindest psychologisch gesehen etwas gefährlich und destruktiv. Nun sehen wir seit geraumer Zeit, dass es einen großen Gegensatz zwischen dem Wunsch nach ewigem Gleichklang und der Realität gibt. Trennungen und Scheidungszahlen konterkarieren dieses sehnsuchtsvolle Bild der ewigen Liebe. Der Enge und dem Druck gesellschaftlicher Dogmen, klaren Vorgaben, wie ein Mann, wie eine Frau und wie eine Beziehung zu sein haben, ist ein Mix aus Alles-ist-möglich gefolgt. Das Nachwirken des romantischen Liebesideals in uns verursacht dabei doppeltes Leid, weil es impliziert, dass alle versagt haben, die es nicht schaffen, ihm zu entsprechen.

»Neue« Männer und unabhängige Frauen sind Realität geworden. Wir hängen zwar noch sehnsuchtsvoll am Ideal einer lebenslangen, verschmolzenen Liebesbeziehung, abgesehen davon wurde jedoch so ziemlich alles auf den Kopf gestellt, was früher noch galt. Es zeichnet sich derzeit eine gewisse Legitimität nicht monogamer Verhaltensweisen ab, das nicht nur Fremdgehen meint, sondern eine neue, mehr auf Verbundenheit statt reinem Abschleppen setzende Polyamorie, die im Gegensatz zu den 68er-Jahren niemanden auszunutzen trachtet, sondern einvernehmlich und in einer verantwortlichen Form Verbundenheit, Sexualität und Liebe mit mehreren Menschen zu leben versucht. Trotz aller Entwicklungen: Die meisten Menschen suchen »Mr. Perfekt or Mrs. Right«, hüpfen von Wolke zu Wolke und nehmen fremdbestimmt und bequem den in Zeitlupe stattfindenden Absturz des eigenen Ichs gar nicht mehr wirklich wahr. Wolke 4 wäre da wohl noch ein feiner Zustand.

Wie auch immer wir vorgehen, was auch immer wir erleben: Klar ist, es geht hier um das wohl fundamentalste Thema im Leben eines Menschen, wie es eine ernsthafte Begegnung – besonders in einer Liebesbeziehung – nun einmal ist. Nichts kann uns so tiefe Wunden zufügen, lässt Menschen so verbittert, gleichgültig und zynisch werden, wüten und verzweifeln wie eine überhitzte oder erkaltete Beziehung. Nichts lässt uns so viel lernen, motiviert und erfüllt uns so sehr, lässt uns über uns hinauswachsen und bringt uns so große Freude und Lebensqualität wie eine gelingende Liebesbeziehung.

Sehr viele Paare haben ihre Schwierigkeiten, viele sind irgendwo stecken geblieben, obwohl noch eine gewisse Grundlage und Verbindung da ist. Aber es erkaltet oder eskaliert weiter, weil die Wahrheit des Moments, die Wahrheit der momentanen Gefühlslage, nicht wahrgenommen und schon gar nicht ausgesprochen oder gelebt wird. Diesen Zustand wollen wir nicht wahrhaben. Wir erkennen darin nicht eine Momentaufnahme, ein Gefühl, das einfach da ist, um uns etwas zu sagen, das ernst genommen und mitgeteilt werden will. Wir sehen darin eine Kränkung durch den anderen, fühlen uns nicht gesehen, verletzt oder missachtet, sagen nichts oder machen Vorwürfe. Die Anschuldigung »Du bist schuld, dass es mir so geht« ist und bleibt wohl der Klassiker zwischenmenschlich auf der Strecke gebliebener Beziehungen.

Ist das Schweigen oder die Tendenz, den anderen verantwortlich zu machen, nicht in Wahrheit viel liebloser, als der eigenen Wahrheit zum Durchbruch zu verhelfen? Und in einer bestimmten Situation ein klares Nein auszusprechen? Würde das die Liebe nicht eher beleben als töten? Würde es nicht mehr mit der tatsächlichen Situation übereinstimmen und so der Liebe eine neue Chance geben? Zumeist wiederholen sich die gleichen Spiele, Muster und Dramen in Beziehungen. Was wäre ein Durchbruch, was würde der Wahrheit entsprechen und ihr zum Sieg verhelfen?

Sind meine Erwartungen an den anderen nicht viel zu hoch? Erwarte ich gar etwas, das kein Mensch mir geben kann? Wie wäre es, den anderen aus den Versprechungen, Schwüren und Erwartungen zu entlassen und sich um das eigene verletzte innere Kind zu sorgen? Das Gefühl, auf sich selbst zurückgeworfen zu sein, vermeiden viele Paare so lange, bis die Fetzen fliegen oder nicht einmal mehr das; bis es sich jeder auf seiner eigenen Wolke eingerichtet hat und dem anderen das Verdunsten wünscht. Es ist eine Illusion aus Liebe und Fürsorge, den anderen verantwortlich machen. Und täglich grüßt das Murmeltier von Wolke 4.

Lieber den Normen entsprechen, lieber den Schein wahren, lieber den Eltern, Freunden und Verwandten etwas vorspielen, lieber äußerlich moralisch unantastbar bleiben, als dem Wunsch nach echtem Leben nachzugeben. Und so bleiben das Absterben, die innere Trennung und das Nichtsmehr-Fühlen nicht aus. In einer Beratung beschrieb ein Mann Mitte 40 seine Gefühle nach drei Jahren Beziehung: »Ich denke oft darüber nach auszuziehen, aber ich bringe es nicht übers Herz, ihr das zu sagen. Außerdem habe ich das bisher immer so gemacht: Wenn es schwierig wurde, bin ich gegangen – das nicht schon wieder zu wiederholen, hält mich auch. Wir leben gerade nebeneinander her und machen uns vor, dass es so passt. Naja, es passt ja auch alles, das Haus, der Garten, jeder hat seinen Beruf – und doch fehlt etwas. Ich merke, dass ich dringend ehrlicher zu mir sein muss und sie mehr darin einbeziehen muss, was in mir vorgeht. Ganz klar: Ich habe Angst davor.«

Folgt die Trennung, beschreiben das viele als Höllenabsturz und ätzenden Schmerz. Und als ob das eigene Leid nicht ausreichen würde, urteilt das Umfeld über diese Trennung allzu oft vorschnell mit abwertenden Egoismus- und Selbstverwirklichungsvorwürfen, unterstellt eine Überbewertung der Sexualität und mangelnde Leidensfähigkeit in schweren Zeiten, pusht und verurteilt den vermeintlich Verlassenden, wenn er nicht ebenso urteilt und zum Gegenangriff bereit ist. Den meisten Urteilenden fehlen eigene Erfahrungen und Einfühlungsvermögen, vor allem aber wollen sie durch die Trennung der anderen ihre eigene, schön zurecht gelegte, heile Welt nicht in Frage gestellt wissen und verdrängen so noch den Rest an ehrlicher Selbstwahrnehmung.

Verlassen zu werden, ist unglaublich schmerzhaft; man fühlt sich wertlos, empfindet Scham, der Selbstwert leidet enorm. Umso wichtiger sind in dieser Zeit die Unterstützung und das Mitgefühl von Freunden und der Familie – doch besonders Männern, die von ihrer Frau verlassen werden und dann oft völlig allein dastehen, fehlen oft tiefe, mitfühlende Freundschaften. Es ist jedoch wichtig, auch Verständnis für denjenigen zu zeigen, der aus der Beziehung geht. Sie oder er darf nicht leichtfertig als verrückt oder böse abgestempelt werden, wie es besonders von den Unterstützern des Verlassenen bisweilen völlig unreflektiert und abwertend gemacht wird.

Die norwegische Psychologin und Paartherapeutin Sissel Gran hat dazu geforscht und ein Buch mit dem Titel »Ich verlasse dich, weil ich leben will« publiziert. Sie beschreibt, dass in Beziehungen zu wenig über Gefühle und über das Erleben gesprochen wird und deshalb das Ich und die Beziehung in Gefahr sind. Wir bekommen durch ihre Arbeit aber auch einen überfälligen Blick und mehr Kenntnis über diejenigen, die sich entscheiden zu gehen – denn zumeist wird mehr von und über die Seite der Verlassenen erzählt. »Derjenige, der sich trennt, ist nicht gleich ein Verräter oder Psychopath, sondern ein Mensch mit einem Herzen voller verzweifelter Sehnsüchte und unerfüllter Bedürfnisse. Denjenigen zu verlassen, den man einmal geliebt hat, kann sehr schwer sein, denn man weiß ja, dass man ihn oder sie durch das Verlassen sehr verletzen wird«, schreibt Gran. Ihr Resümee: »Viele verlassen ihren Partner, um ihr sterbendes Selbst zu retten.«

Den Höllenabsturz und ätzenden Schmerz beschreiben fast alle von Trennung betroffenen Partner. Zumindest im Nachhinein sehen sie Absturz und Schmerz als Notwendigkeit und Ausgangspunkt ihrer Weiterentwicklung, den es zu würdigen gilt.

Was, wenn wir dem Sein mehr Vorrang geben als dem Schein? Was, wenn wir den Mut haben, zu versagen und zu unserer schwachen Seite zu stehen? Was, wenn es auch innerhalb einer Beziehung Zeiten mit stärkerer Nähe und Verbundenheit und Zeiten, in denen es sich anders anfühlt, geben darf? Wenn Trennungen zum Leben gehören dürfen, sich Getrennte auch wieder verbinden dürfen und wir nur lernen müssen, besser mit dieser Wahrheit umzugehen?

Wenn allerdings die Hoffnung stirbt, jemals wieder mit dieser Partnerin Zeiten auf einer aufregenden fünften, einer besonderen sechsten oder sogar der seligen Wolke sieben zu verbringen, wird es Zeit, sich diese Wahrheit einzugestehen. Und sie anzusprechen, um nicht abzusterben.

Dass wir Männer heutzutage besonders gefordert sind, Beziehungen klarer und offenherziger zu führen, liegt auf der Hand. Im Verhältnis der Geschlechter hat sich viel verändert. Immer noch bricht einiges auf. Und es hängt uns jede Menge nach.

Modern Man and Woman

Mann von heute trifft moderne Frau: Kann das gut gehen?

Die kanadische Rockband Arcade Fire singt vom modernen Mann, der sich fragt, wie er sich heutzutage fühlt, der irgendwie verloren wirkt, sich dessen sogar bewusst ist, der nach seinen Träumen von früher sucht, nach seinem Platz im Leben und in der Gesellschaft. Die US-amerikanische Popsängerin Kesha hingegen treibt die Frauenemanzipation auf die Spitze und bekennt klar, dass sie keinen Typen braucht, der ihre Liebe kauft, dass sie ihren *Shit* selbst macht, ihr eigenes Geld verdient und die Männer auf dem Rücksitz zur Zierde und Belustigung Platz nehmen dürfen.

Die den Männern und Frauen zugeschriebenen Rollen werden immer wieder von regelrechten gesellschaftlichen Erdbeben erschüttert. Kein Stein bleibt derzeit auf dem anderen, und es scheint auf dem Weg zu einer Beziehungsgestaltung auf Augenhöhe auf beiden Seiten viele Verluste zu geben. Keshas mucken auf und blicken auf die Männer wie Spielzeug herab; das kannten wir auch schon anders herum. Heute erleben wir sich selbst suchende Männer, die nicht so recht wissen, wie sie denn sein wollen und sein sollen, nachdem die alten Herrscherbilder verstaubt sind und die #metoo-Bewegung global aufschreit. Männer, die früher fest im Machtsessel saßen und ein Selbstverständnis hatten, mit

Frauen beinahe alles tun zu können, denen Frauen zur Zierde und Belustigung dienten, doch sicher keine Konkurrenten für ihre gesellschaftliche Position darstellten, werden heute nicht mehr toleriert.

Als Konsequenz trommeln Frauen derzeit nicht nur Kesha-mäßig ordentlich auf den Tisch, erzählen von ihren Erlebnissen, stehen auf und wehren sich gegen diese gesellschaftlichen Zuschreibungen. Sie wollen das Gefühl der Machtlosigkeit überwinden und sich selbst ermächtigen. So wichtig und für die Entwicklung des Geschlechtergefüges bedeutsam diese neue Frauenbewegung ist, schüttet sie dabei bisweilen das sprichwörtliche Kind mit dem Bade aus, wenn grausame Übergriffe und als anzüglich empfundene Blicke in einen Topf geschmissen werden – und das Ganze zu einer Ursuppe verrührt wird, die niemanden mehr kaltlässt und an sich schon toxisch daherkommt. Svenja Flaßpöhler, deutsche Philosophin und Journalistin, kritisiert in ihrem Buch *Die potente Frau*, dass die reine Opferfixierung den Frauen nicht gut bekommt und sie eine Festschreibung der Rollenbilder fördert, während die Kolumnistin und Autorin Margarete Stokowski argumentiert, wie bedeutsam es ist, dass Frauen mit ihren Empfindungen gehört werden, gleich, wie groß oder klein der Vorfall auch sein mag, gleich, was auch immer sie zu sagen haben – da sie nun einmal zumeist Opfergeschichten zu erzählen haben.

Auf Männerseite – etwa in Männergruppen – wiederum höre ich jene Stimmen, die sagen, dass sie als Männer in der Gesellschaft nirgendwo eine Chance hätten, ihre ihnen von Frauen zugefügten Verletzungen zu thematisieren, ohne dafür verlacht zu werden. Sie fühlen sich rechtlich benachteiligt, etwa wenn es nach einer Trennung um die Betreuung der Kinder geht, oder beklagen, dass so etwas wie ein Männerhaus als Pendent zum Frauenhaus politisch weder ein Thema noch im frauenemazipatorischen Klima auch nur irgendwie durchsetzbar wäre. Verdeckt, aber dann bisweilen umso lauter, hört man auch jene, die einander in geschlossenen Runden bestärkend entgegentrommeln, dass es reicht, der Mann das starke Geschlecht wäre und es Frauen hinter dem Herd ohnehin gut gehen würde. Das sind die Männer, die zunehmend aufgrund eigener erlebter Verletzungen und mit ihrer daraus resultierenden Hilflosigkeit in den Kampf gegen die für sie verheerenden Auswirkungen der Frauenemanzipation ziehen. Sie wollen nicht hinnehmen, dass ihnen das Aufbegehren der Frauen den Thron kosten kann. Sie solidarisieren sich untereinander und heizen sich gegenseitig an, gründen Vereine und werten jene Geschlechtsgenossen als Weicheier ab, die in einer Welt, von der sie meinen, sie wäre voller Keshas, zutiefst verunsichert wirken – und nicht gleich zum Gegenschlag ausholen, sondern versuchen, sich neu zurechtzufinden. All das kann und wird nur ein Zwischenstadium sein in der Entwicklung der Menschheit und im Gefüge zwischen Mann und Frau.

Diese Entwicklung ist im Gange, während zeitgleich bei Männern und Frauen gleichermaßen die alten Rollenbilder noch tief verwurzelt sind, während ein Präsident Trump und viele Konservative selbstbewusst ein Männerbild darstellen, das schon als überholt galt, während Flüchtlingsströme aus anderen Kulturen ein traditionelleres Männerbild zu uns tragen, als es unsere Väter hatten. Jeder Entwicklung folgt ein Backlash, und nach dem Motto »drei Schritte vor, zwei zurück« geht es letztlich doch langsam vorwärts. Also modern hin oder her, unsere Prägungen vom Mann- und Frausein sind tief verwurzelt, sodass Frauen – auch die, die Kesha hören – immer noch ein schlechtes Gewissen haben, wenn sie, anders als ihre Mütter, vom Herd und den Kindern wegdrängen und womöglich sogar noch den Mann heimdrängen; sodass viele Männer zwar moderne Männer sein möchten, am Ende aber doch wieder am alten Schema festhalten und ihre Zeit in erster Linie dem Beruf widmen – und niedergeschlagen sind, wenn er nicht die gewünschte Erfüllung bringt und sie sich daher nicht als richtiger Mann fühlen.

Alles gleichberechtigt aufzuteilen und auszudiskutieren, was ein Beziehungsalltag – besonders mit Kindern – mit sich bringt, ist ein Fortschritt zum als alternativlos erlebten, starren Rollengebilde unserer Eltern und Großeltern, macht aber das Beziehungsleben auch nicht wirklich leichter. Verunsicherte Männer und robuste Frauen ergeben irgendwie auch keine optimale Kombination, sind aber eine neue, eine weitere Chance, um auf dem Weg zur Beziehung auf Augenhöhe weiterzukommen.

Wer behauptet, dass Frauen ihren Zugang zur natürlichen Weiblichkeit verloren und Männer ebenso ihre natürliche Männlichkeit eingebüßt haben, erkennt und beanstandet etwas zutiefst Wahres. Wir dürfen jedoch nicht vergessen, dass diese »natürlich« männlichen und weiblichen Eigenschaften als »quasi Gott gegeben« nicht nur aus »natürlicher« männlicher Kraft und weiblicher Hingabe bestanden, sondern sehr häufig auch aus Unterdrückung, Manipulation, Gewalt und Ausgrenzung; dass die Emanzipationsbewegung der Frauen, ihr Kampf um Gleichberechtigung, Unabhängigkeit und Selbstbestimmung, gegen Gewalt, Unterdrückung und Bevormundung, mit anderen Mitteln als natürlicher, hingebungsvoller Weiblichkeit kämpfen musste und das bisweilen immer noch tut, ist ebenso verständlich, wie es die ersten ihre Männlichkeit reflektierenden »ultrasoften Exemplare« einer damals neuen Männerbewegung als Gegenentwurf zur traditionellen Männlichkeit waren. Diese Männer lebten wie ihre Väter und Großväter wieder nur einen Teil ihrer Persönlichkeit aus – und plötzlich hatten wir Machos und Softies. Die unterdrückenden Machos werden zunehmend weniger, und nach und nach lernen die Männer, beide Pole – ihre »harten« und ihre »weichen« Seiten – zu verbinden. Dazwischen ist gerade vieles im Umbruch.

Viele Männer sind etwas orientierungslos und unsicher

und hadern mit ihrer neuen Form von Männlichkeit: Was passt heute, was geht, was darf sein? Und was davon will ich leben? Wohin mit meinen alten Mustern des Schweigens, Aushaltens oder gar Zuschlagens? Offenbar ist es nicht so einfach, traditionelle Männerbilder mit dem »neuen Mannsein« zu verbinden, wenn den Bürojob Frauen genauso gut oder sogar besser hinbekommen; wenn zwar an unterschiedlichen Projekten gearbeitet wird, körperlicher Einsatz dafür jedoch nicht mehr notwendig ist und das Ergebnis der Arbeit weder gesehen noch angegriffen werden kann; wenn die Muskeln nur mehr fürs gute Aussehen trainiert werden, anstatt sie tatsächlich gebrauchen zu müssen – außer dafür, den Einkauf für die Familie nach Hause zu tragen.

Beziehung in Zeiten unsicherer Rollenbilder

Wenn also vielerorts von Emanzen, Zicken, Opfern, Tätern, zu harten Frauen und zu weichen oder zu unreflektierten Männern gesprochen wird, bezeichnet das zwar eine bestimmte Grundstimmung im Geschlechterrauschen, wir verstehen allerdings immer noch nicht, was »natürliche« Männlichkeit und »natürliche« Weiblichkeit genau sein sollen. Manchmal erwähne ich mit einem gewissen Augenzwinkern, dass viele Frauen heutzutage eine Männerberatung brauchen könnten, in der sie lernen, auch die weichen Anteile in ihre Persönlichkeit zu integrieren. Viele Frauen zahlen ihren Tribut der letzten Jahrzehnte, indem sie ebenso zielfokussiert, hart und bisweilen rücksichtslos geworden sind und sich kaum mehr auf echte Nähe einlassen können wie manche Männer. Doch in Wahrheit nehme ich mich und die Männerwelt diesbezüglich in die Verantwortung; wir dürfen nicht ständig auf die Frauen schielen, sondern müssen an uns selbst arbeiten, um in unsere eigene, echte Kraft und in eine neue Ausgewogenheit zu kommen, damit wir uns ohne Angst, sofort jegliche Autonomie einzubüßen, einlassen können.

Als Männerberater erlebe ich oft, wie Männer sich in der Beratung öffnen können, neuen Mut und innere Kraft entdecken, wie sie sich in Gruppen, auf Seminaren und Konferenzen nähren, stärken und bereichern können – sofern der Rahmen es ermöglicht, sich abseits von Konkurrenzverhalten und anderem klassischen Männlichkeitsgehabe zu begegnen. Darüber können sie mehr in meinem Buch *Männerabend* lesen.

Auch die moderne Frau braucht den nährenden Schoß einer Frauenfreundschaft, das Krafttanken in Frauengruppen, ohne Vergleichen, ohne Bewerten, ohne Ellenbogen oder Zickenkrieg. Was Frauen guttun kann, ist ein kollektives Betrauern dessen, was ihnen über Jahrhunderte angetan wurde, ein lebendiges, lustvolles, sich gegenseitig stärkendes, lebensbejahendes Bewusstsein über die wahren, tief verborgenen Kraftfelder der Weiblichkeit. Frauen sind ebenso angehalten wie Männer, ihre beiden Pole – wie etwa Kraft und Hingabe – in sich zu verbinden.

Wenn es in Zukunft beiden Seiten gelingt, mehr zusammenzustehen, können wir Männer in neuer, von innen getragener Kraft und Stärke auf die Frauen zugehen und umgekehrt – und wir alle können damit etwas für gelungene Beziehungen zwischen Männern und Frauen tun.

Wir befinden uns in einer Zeit großer Umbrüche, denn diese männliche und weibliche Identitätsentwicklung ist eingebettet in eine schnelllebige, globale Welt. Was heute gilt, ist in Kürze veraltet. Gerade in diesen fordernden Zeiten ist reines Tun und Machen ungesund; neben der Aktivität braucht es auch Inseln der Ruhe, des Ausgleichs, der inneren Ausrichtung und die Besinnung auf wesentliche Elemente der

Persönlichkeitsstärkung. Es ist spannend zu verfolgen, wie in einer Gegenentwicklung zur extremen Individualisierung der letzten Jahrzehnte das Thema Solidarität wieder gedeiht. Was im Netz als Austausch, Hilfe und Unterstützung beginnt, verlagert sich vermehrt auch ins richtige Leben. Derzeit entstehen etwa sehr viele Foren, in denen sich Männer zu unterschiedlichsten Themen austauschen; auch eine Renaissance von Männergruppen-Treffen ist zu verzeichnen.

Sehr viele Männer fühlen sich von den Veränderungen im Geschlechtergefüge allerdings überrollt und nehmen diese Entwicklung nicht bewusst und aktiv in die Hand. Gerade uns Männern geht das häufig so, weil unter uns das »Aushalten, bis nichts mehr geht« noch besonders weit verbreitet ist und unsere intrinsische Motivation zur Veränderung abseits beruflicher oder sportlicher Aktivitäten noch ausbaufähig ist. Es braucht ein neues, tatsächlich gelebtes Miteinander von Männern und Frauen und nicht nur »Gerede und Geschreibe« über Furien und Jammerlappen. Wir kommen nicht weiter, indem wir uns nach alten Herrscherbildern und weiblich dienender Hingabe zurücksehnen – aber genauso wenig nicht mit männerverachtender Frauenpower.

Jede Frau und jeder Mann ist heute angehalten, sich mit sich selbst und seiner Männlichkeit respektive Weiblichkeit zu beschäftigen, sich offen auszutauschen, untereinander zu stärken, damit die intimen Liebesbeziehungen wie auch das Miteinander zwischen Mann und Frau im Allgemeinen auf die nächst höhere Stufe eines respektvollen, liebevollen Miteinanders auf Augenhöhe kommen kann. Dann sind eins und eins drei (ich, du, wir) – und diese drei können unfassbar viel Gutes bewirken.

Vor dem Hintergrund dieser Geschlechter-Verwirrungen suchen Männer und Frauen auch heute wie in allen Zeiten »den oder die einen«. Die Erwartungen an eine Partnerschaft als unerschöpfliche Glücksquelle sind so hoch wie nie zuvor. Ansprüche und Herausforderungen an die Männer und Frauen sind dabei enorm. So suchen wir nach dem Frausein, nach dem Mannsein und dem idealen Partner. Doch es ist uns klar, dass ein gepflegter Bart noch keinen Mann macht und ein selbstbewusst getragenes und selbst bezahltes Kleid noch keine unabhängige Frau.

Alles ist im Wandel – und so verrückt es manchmal auch scheint, ist das wohl auch gut so. Wir können und dürfen – und müssen? – uns heute selbst finden, und wenn wir es tatsächlich wollen, dann ist das Wissen um die zwischenmenschlichen Abläufe vor allem in einer Liebesbeziehung von außerordentlicher Bedeutung.

Nicht, dass wir uns dadurch unser persönliches Wachstum ersparen könnten, dass wir uns ohne Schmerzen entwickeln und ohne Trennungen auskommen könnten, nein, das wird kaum gehen. Aber es sollte ein echtes Wachstum sein, das das innere und äußere Wachstum berücksichtigt und Männern und Frauen zugutekommt. Und ob wir das wollen oder nicht: Wachstum braucht auch seine Zeit und seine freudvollen wie schmerzhaften Erfahrungen. Es sieht Verschmelzen ebenso vor wie Trennungen. Auch die können zum Segen werden, wenn wir nur unserer inneren Wahrheit zum Sieg verhelfen.

Wir lernen am besten mit und durch andere Menschen. Andere berühren unsere Seele, bringen unsere Schwachpunkte zum Vorschein und uns viel über uns selbst bei – ganz besonders diejenigen, die uns am nächsten stehen. Ein Wachstumsturbo der besonderen Art kann eine intime Liebesbeziehung sein, wenn wir hinhören und uns auf uns selbst und auf den anderen einlassen. Früher hieß es, dass es ein ganzes Dorf braucht, um ein Kind zu erziehen. Sicherlich braucht es auch ein ganzes Dorf an Männern und Frauen im Leben, um zu sich selbst zu finden. Damit ist nicht gemeint, mit allen das Bett zu teilen. Aber ein Mensch, »der oder die eine«, wird nicht reichen, um sein volles Potenzial zu erkennen und leben zu können, um seine tief verschütteten Verletzungen verstehen und heilen zu können. Schließlich erkennen wir uns auch im Anderen. Und besonders stark sind die Möglichkeiten der Selbstfindung eben innerhalb einer Liebesbeziehung gegeben.

Wir brauchen die Stärkung der Pole innerhalb des eigenen Geschlechts ebenso wie die zwischen Mann und Frau; und es wäre wünschenswert, wenn dies mehr Heilung als Schaden hinterlässt. Denn auch, wenn die »Verliebtheitsblase« platzt, haben wir uns doch etwas gegeben. Wenn wir bereit sind, der Wahrheit ins Auge zu schauen, unsere Verantwortung zu erkennen, dann können wir uns in Liebe weiterentwickeln. Wir brauchen den anderen nicht zu manipulieren, zu erniedrigen oder wegzustoßen, sondern können uns einlassen, wir können loslassen, lieben und echte Verbindungen eingehen.

Im Grunde wissen wir genau, dass wir das Glück im anderen nicht finden können. Und doch sind die meisten so magisch angezogen vom anderen Geschlecht, dass der Fokus auf sich selbst, auf das eigene Mannsein oder Frausein nur davon abzuhängen scheint, wie die Landung am anderen Planeten funktioniert. Diese ungeheure Anziehung, diese Magie ist oft ein innerer Mangel. Das klingt vielleicht unromantisch – und doch ist es so. Was könnte uns bei unserem Wunsch, »ganz« zu werden, mehr weiterbringen als zwischenmenschliche Beziehungen, die vor allem dann in Liebe gedeihen könnten, wenn wir es schaffen, unserer eigenen Wahrheit zum Durchbruch zu verhelfen? Denn der Sieg der Wahrheit ist die Liebe, sowohl die Selbstliebe als auch die Liebe zu einem anderen Menschen.

Doch warum fällt uns das so unglaublich schwer? Nach welchen Grundmustern laufen Beziehungen ab?

I'm so Excited

Die Rakete startet! Über die euphorische Anfangszeit einer Beziehung

I'm so excited ist ein energetisierender Song, den die Pointer Sisters 1982 auf die Tanzflächen der Welt losließen und zu dem auch ich nie ruhig sitzen bleiben konnte. Ich bin so aufgeregt und kann meine Entzückung nicht mehr verbergen, gegenwärtig, gebe ich nach, will verschmelzen, Zuneigung bekommen, bin ich bereit, die Kontrolle zu verlieren, drückt jemand anderer meine Knöpfe, wird alles andere in den Schatten des Lebens gestellt, ich weiß, ich weiß, ich weiß, ich weiß, ich weiß, dass ich dich will, so die Pointer Sisters über die erste Phase des Kennenlernens und sich Verliebens. Wer es vermag, sich dann noch langsam zu bewegen und sich der aufbauenden Energie entgegenzustellen, erhöht den Spannungsbogen ins scheinbar Unendliche. (Frei angeregt durch die Lyrics des Songs.)

Ob als Blitzstart oder eher behäbig: Sind die Triebwerke erst einmal gezündet und setzt sich die Rakete in Bewegung, kommt ein Prozess in Gang, den wir oft kaum mehr zu kontrollieren vermögen. Ich bin überglücklich, dich getroffen zu haben! Sich zu verlieben bringt unsere Welt gehörig durcheinander, und mit dem höheren Ziel der Neuordnung wird unser Leben in Einzelteilen durch die Luft gewirbelt. Unabhängig davon, ob einen der Blitz durchfährt oder sich eine

Beziehung langsam anbahnt und die erste große Verliebtheit scheinbar gar nicht da ist, sind wir alle auf der Suche nach Vollkommenheit, nach Ganzheit und damit nach einem Gegenüber, durch das wir uns selbst neu erleben, als ganz fühlen und betrachten können.

Es ist die Sehnsucht nach tiefer Liebe, die uns antreibt, uns in der »Kunst des Lebens« zu verbessern. Doch oft währt die Suche danach auch ein Leben lang, wenn man nicht – mehrfach enttäuscht – irgendwann resigniert und aufgibt. Wir unterliegen dem tiefen Wunsch nach Vereinigung, einer Suche nach der passenden zweiten Hälfte, die schon Platon mit seiner Idee des Kugelmenschen beschrieben hat, der, von den Göttern in zwei Teile getrennt, dazu verdammt ist, sein Leben lang die zweite Hälfte zu finden. Diese Sehnsucht nach Vereinigung beschreibt auch die chinesische Philosophie mit den zwei großen Energieströmen Yin und Yang, die nicht männlich und weiblich sind, sondern polar zugeordnete Eigenschaften, Fähigkeiten oder Energiefelder meinen, die nach innerem und äußerem Ausgleich streben und so ein scheinbar ewiges Lernfeld hin zum Kern unserer Existenz bilden.

Man könnte es auch schlichter ausdrücken und sagen, dass es einem zurückgezogenen Menschen guttun würde, einmal wieder unter Leute zu gehen, und einem geselligen, auch einmal wieder Zeit mit sich allein zu verbringen. Oder dass es einer Frau, die sehr stark ihre »weiblichen Eigenschaften« auslebt, guttun wird, auch ihre »männlichen Anteile« zu erkennen, zu lieben und zu leben; oft sucht sie sich dazu einen Mann, der weniger Zugang zu seinen weiblichen Anteilen hat, dafür aber seine Macherqualitäten gut ausleben kann. Und umgekehrt. Bei dieser Suche nach Ganzheit neigen Männer dazu, sich die weibliche Seite durch Verschmelzung einverleiben zu wollen, Frauen die männliche. Auch bei homosexuellen Beziehungen gibt diese Grundenergie und die Suche nach Ganzwerdung in der Regel den Ausschlag für die Partnerwahl.

Diese symbiotische Phase der Paarbeziehung und ihre Suche nach Ganzheit und Vollkommenheit ist sozusagen der Start der Rakete in den Beziehungsweltraum. Wir wähnen uns schon im siebenten Himmel, dabei hat die Rakete doch gerade erst abgehoben. Der Rausch der neuen Gefühle lässt uns glauben, dass das Beziehungsglück vor allem im zauberhaften Anfang besteht. Wir erleben uns zwischen den Sternen und setzen Liebe mit Leidenschaft und Verliebtheit gleich. Weil diese im Alltag meist abnehmen, haben wir allzu oft ein vergängliches und abflachendes Liebesbild in uns, nach dem Motto: Von nun an ging es bergab. Auch wenn die große Verliebtheit gar nicht vorhanden ist, sondern eher einer Sehnsucht oder einer projizierten Fantasie gleicht, wenn das Zustandekommen einer Beziehung eher aus einer eigenen seelischen Notlage, einer Unsicherheit oder aus moralischer Verpflichtung entsteht – all das kommt übrigens viel häufiger vor, als wir es wahrhaben wollen –, heißt das nicht, dass sie nicht ebenso nach Ganzheit sucht, ihren tieferen Sinn hat, und ebenso wenig, dass daraus nichts werden kann.

Doch warum erleben wir diese Anfangseuphorie? Die Ursachen für die als berauschend empfundene, scheinbar vollkommene Liebe zu Beginn einer Beziehung sehen Psychotherapeuten zumeist in der Suche nach der symbiotischen Ureinheit mit der Mutter. Sie sehen auch einen Zusammenhang mit der empfundenen Intensität dieser symbiotischen Urerfahrung – also je weniger Verliebtheit und Vollkommenheit tatsächlich erlebt wurden, desto heftiger zeigt sich die auf den Liebespartner projizierte Sehnsucht, diese Verschmelzung, dieses Einssein nun doch noch Wirklichkeit werden lassen zu können. Das klingt nicht sehr romantisch, ist aber eine zur Behandlung von Beziehungsstörungen wichtige Sichtweise. Diese Intensität äußert sich natürlich sehr unterschiedlich, und ihre Inszenierung ist auch eine gewisse Typfrage. Doch allen gemeinsam ist, dass sich jeder das vom anderen verspricht, was ihm selbst fehlt.

Früher wählten Eltern die Partner für ihre Kinder nach äußerlichen Eigenschaften – heute tun sie es immer noch, zumindest innerlich über die frühkindlichen Prägungen. Mit der Wahl des Liebespartners wird alles wieder aktiviert, was wir durch unsere Beziehungserfahrungen in der Herkunftsfamilie als Erbe übernommen haben. Das ist eine große Chance, um die wohl kaum jemand im Vorfeld bittet; denn wer will schon den alten Geistern noch einmal begegnen, wer die alten Verletzungen erneut spüren, wer mit den unreifen Anteilen seiner Persönlichkeit konfrontiert werden. Doch damit bekommen wir die Gelegenheit, sie in der Gegenwart bewusst wahrzunehmen, sie zu verstehen, zu erkennen, woher sie kommen, und sie anzunehmen. So könnten sie heilen – und wir in der Gegenwart adäquat und erwachsen zu handeln lernen.

Wer sich jetzt ablehnend beklagt, dass das sein Bild von der idealen, romantischen und schicksalshaften Beziehung zerstört, dem sei verständnisvoll, aber klar gesagt: Das ist auch gut so. Denn das Märchen von der romantischen Beziehung, dieses idealisierte und damit schädliche Bild, das wir von Beziehung haben, stammt zum Großteil aus der Werbung, aus Filmen und Hochglanzzeitschriften, ist maßlos überhöht, verbreitet Druck und entspricht nicht den realen Herausforderungen einer durch die Liebe reifenden Persönlichkeit. In Wahrheit wird mit dem Wissen um die tiefenpsychologischen Ursachen der Partnerwahl das »Mysterium einer Liebesbeziehung« noch besonderer. Wenn wir erkennen, dass Menschen einander finden und Partnerschaften eingehen, um einander zu heilen und sich selbst zu finden, wird das Thema Beziehung noch tiefgründiger, aber auch erfahrbarer und verständlicher.

Es scheint, dass die Partnerwahl dem eigenen Entwicklungsstand entspricht und uns genau jene Herausforderungen bringt, die es uns ermöglichen sollen, die eigenen Entwicklungsaufgaben zu bestehen. Sie können Ihr romantisches Beziehungsideal natürlich auch mit anderen Ansätzen zerstören. Biologische Erklärungsmodelle etwa sprechen davon, dass sich der Mensch hormongesteuert verhält, um die Fortpflanzung der Menschheit zu sichern. Und die Neurobiologie zeigt durch ihre Forschungen, wie sehr wir geprägte Beziehungswesen sind. Andere geben einer entstehenden Beziehung eine spirituelle Dimension. Das ist alles legitim und hier nur angerissen.

Zu gern hätten wir alles erklärt, einen klaren Bauplan und am besten noch eine Anleitung, wie es richtig geht. Die meisten dieser »Verliebtheits-Erklärungen« schauen auf die Vergangenheit oder die Gegenwart, vernachlässigen allerdings die durch das Aufeinandertreffen zweier Menschen ersehnte und vorausgeahnte Dimension einer reifen Partnerschaft in der Zukunft. Der Paartherapeut Hans Jellouschek sieht den Rausch der anfänglichen Verliebtheit auch als eine zukunftsweisende Erfahrung und schreibt in seinem Buch *Die Froschprinzessin: Wie ein Mann die Liebe findet*: »Er ist ein Vorgeschmack unseres Vollendungszustands in der vollkommenen Hingabe. Er ist ein Vorgeschmack – nicht die Erfahrung selbst in ihrer Fülle.« Insofern ziehen uns wohl auch Vorahnungen davon aneinander an, was irgendwann möglich sein kann, wenn die Lebensherausforderungen – vor allem jene, die uns durch eine Liebesbeziehung gestellt werden – positiv gemeistert werden.

Das ist ein herausfordernder Weg zu sich selbst, der mit ständig wechselnden Partnern und oberflächlichem Konsumieren nicht zu haben ist. »Gelegenheitssex ist nicht schlimm. Aber er beeinflusst unsere Fähigkeit, dauerhafte Beziehungen einzugehen. Weil er Ungewissheit erzeugt. Immer mehr Beziehungen beginnen als reines Vergnügen, es fehlt ihnen ein Rahmen, der den Partnern hilft, sich weiterzuentwickeln, sich zu stabilisieren«, meint dazu die Soziologin Eva Illouz in einem Interview, das der *Stern* mit ihr geführt hat.

Wenn ein Beziehungsweg durch die magische Zeit der ersten Verliebtheit in Liebe und Geduld erkenntnisreich durchlebt wird, wenn der Zeigefinger mehr analysierend auf sich selbst als erwartungsschwanger oder drohend auf den anderen gerichtet ist, wenn ein Liebender lernt, bei sich selbst bleiben zu können und von sich selbst aus in einen Akt der Verschmelzung zu gehen, dann kann daraus nicht nur eine langfristige und beglückende Beziehung werden, sondern dann startet mit Sicherheit ein intensiver Selbstwerdungsprozess mit wunderbaren Momenten, die ein Gefühl von Ganzheit schenken.

Der Zauber des Anfangs

Jeder von uns kennt junge Paare, die alles teilen, sich ständig berühren, eng umschlungen dieselbe Musik hören – jeder einen Teil des Kopfhörers im Ohr –, die voneinander alles wissen wollen, die zuhören, einander alles erzählen und sich gegenseitig füttern. Das anfängliche Verschmelzen frisch Verliebter ist vor allem auch deshalb so anregend, aufregend und schön, weil jeder zu Beginn noch er und sie selbst ist. Das ineinander Eintauchen, während man noch ganz gut im eigenen Leben, im eigenen Körper, in den eigenen Gefühlen und in den eigenen Sinnen verankert ist, hat schon etwas. Das gilt es auszukosten, bevor wir die Welt wieder anders wahrnehmen. Denn die Verschmelzung schreitet fort, wenn man sich einlässt und sich die Beziehung weiterentwickelt, und sie nimmt irgendwann überhand. Man löst sich auf in den Weiten des anderen, will durch ihn oder sie glücklich werden und schlittert in eine Abhängigkeit aus Nähe, die jeden Freiraum als Folter erleben lässt.

Ich erinnere mich, wie schwer meine spätere Frau und ich damals für unser Umfeld auszuhalten waren und wie stolz wir waren, über eine lange Zeit keine 24 Stunden getrennt voneinander gewesen zu sein, wie eine größere Bettdecke hermusste, weil zwei getrennte Decken nicht in Frage kamen.

Auf der Suche nach Vollkommenheit und Ganzheit meinen wir, den Retter oder die engelsgleiche Erlöserin gefunden zu haben, projizieren wir ein Idealbild auf den anderen, versuchen wir, die eigenen Mängel mit den Stärken des anderen zu überdecken, überhöhen den anderen, um uns selbst aufschwingen zu können, und bemühen uns, das gemeinsame Glück durch perfekt geschaffene Wohnräume, einzigartige Aktivitäten oder andere große Plänen sichtbar zu machen. Weil wir in dieser Vereinigung ein Gefühl der Ganzheit erleben, möchten wir uns binden. Wir haben Angst, wir könnten alles wieder verlieren. Wir wollen an dieser neuen und unverbrauchten Phase, am körperlichen und seelischen Einssein, festhalten. Doch das Leben erlaubt kein Festhalten an dieser Vollkommenheit, denn sonst kommt es unweigerlich zur Stagnation. Dann wird aus dem Festhalten eine Abhängigkeit.

»Balance needs a break sometimes
too much unlived in the underground.«

Das sind zwei Zeilen aus dem Song *No more Dance*, den ich mit meiner Band *mp4live* geschrieben habe. Das Ungelebte sucht sich immer seinen Weg.

Wenn wir mehr über die Gesetzmäßigkeiten von Beziehungen erfahren, kann uns das helfen, etwas Licht in die bisweilen dunklen Phasen einer Beziehung zu bringen. Wir können erkennen, das richtig ist, was sich bisweilen schmerzhaft und einsam anfühlt, und dass es ein üblicher Weg ist, sich über die Verschmelzung und den Wunsch der Einswerdung hin und wieder zu verlieren, um sich über den Weg der anschließenden »Trennung« wieder selbst zu finden. »Trennung« meint hier Phasen, in denen wir uns nicht eins und nahe fühlen und die speziell frisch verliebten oder lange aneinander gewöhnten Paaren sehr zusetzen können. Auf dem Weg zur Ganzheit muss diese immer wieder getrennt, zerrissen, verlassen oder geteilt werden, damit wir uns weiterentwickeln können. Das verlangt uns viel ab, braucht sehr viel Selbstbewusstsein, innere Klarheit und Stärke – und wer kann und will das schon ohne Krise bewusst angehen? Welches junge Paar hat dieses Wissen? Und selbst wenn, was hilft es, ohne die realen, oft schmerzhaften Erfahrungen gemacht zu haben?

Natürlich interessiert die wenigsten in der Phase der ersten Verliebtheit, welche Schmerzen danach eintreten können, denn wir wollen ekstatisch tanzen, leidenschaftlich Sex haben, unter einer Decke schlafen und neben dem anderen aufwachen, unsere Gedanken kreisen um die eine Person, wir haben unendlich große Hoffnungen und Erwartungen. Wir fühlen uns als eine bessere Version von uns selbst, wenn wir zusammen sind. Während wir also tanzen, die enorme Kraft des verbrennenden Raketentreibstoffs fühlen, während wir Pläne schmieden und den Sternen entgegenstrahlen, stößt das Raumschiff immer weiter in die Sphären des Weltalls vor. Unsere bisherige Welt liegt hinter uns, die Partnerin als alleinige, glücksspendende Lebensquelle haben wir neben uns, und wir genießen die Aussicht auf unseren Ausgangspunkt und die überbrückte Distanz.

In der ersten Phase richten wir unser Leben zu sehr auf den anderen aus und sehen in allem Gemeinsamkeiten, auch, wo in Wahrheit gar keine sind. Unsere Verliebtheit lässt uns zwar diese Zeit genießen, einen gemeinsamen Weg einschlagen und alltägliche Dinge als das größte Geschenk auf Erden betrachten, und doch können wir spüren, dass da irgendetwas anderes in uns auch noch wäre; aber diese Seite beruhigen wir oder verbieten ihr den Mund – denn wir wollen Vollgas Richtung Glück abheben, denn jetzt ist sie da, die niemals versiegende Liebesquelle. Jetzt bekomme ich endlich das, was mir als Kind gefehlt hat.

Die Musikwelt ist voller Songs, die von dieser überwältigenden und von unserem Wunschdenken getriebenen Einigkeit erzählen. Es gibt nur einen Menschen, der für alles steht: *Only you* … Von hier aus beginnt das Abenteuer der ineinander verschlungenen Herzen und erweist sich als lebensverändernde Expedition zu uns selbst. Doch wenn es nicht so bleiben kann: Wie geht es dann weiter?

Major Tom and his Wife

Kuriositäten im Beziehungsweltraum

Mit *Space Odditiy* hat David Bowie 1969 Musikgeschichte geschrieben. Aufgrund der perfekt getimten Veröffentlichung rund um die Mondlandung ist er auch mit der tatsächlichen Geschichtsschreibung verbunden. Ich beschreibe hier die Stimmung und Aussage des Songs und verwebe sie mit Gedankenbildern zum Thema Beziehung.

Die aufregende Zeit des Starts ist nun vorbei, die wundersame Umgebung ist auch schon etwas unwirtlich geworden, und das Leben in einer kleinen Kapsel ist bisweilen etwas eng. Auch die Sterne schauen irgendwie anders aus, und es beschleicht einen das Gefühl, dass man in einer vergrößerten Blechdose unterwegs ist, weit entfernt von der Erde, und man in dieser Enge nichts wirklich tun kann. Doch man fühlt sich auch gut, sieht ohnehin keinen anderen Weg, erkennt, wie geschickt man neuerdings bestimmte Herausforderungen angeht, bekommt immer noch Bestätigung vom anderen, und ja, da merkt man es auch immer wieder einmal: dieses Gefühl vom Anfang, dieses »Wir zwei schaffen das schon«. Man legt schicksalshaft sein eigenes Leben in die Hände des Raumschiffs und des anderen.

Dann kommt wieder etwas Neues, Aufregendes, ein kleiner Ausflug aus dem Raumschiff, doch der geht nur im Raumanzug und zeigt vor allem, wie haltlos und eigenartig man da draußen ohne den anderen herumfliegt, so ganz ohne

Sicherheitsgurt, wie gerne man schon nach kurzer Zeit wieder reinwill, wie schnell man wieder reinmuss in die schützende Hülle, um nicht seine Ganzheit zu riskieren und allein im Weltall hängen zu bleiben. Gemeinsam rausgehen? Ja, geht aber auch nur im Schutzanzug, mit viel weniger Nähe als drin in der eigenen Welt.

David Bowie alias *Major Tom* vermisst im Song seine Frau und richtet ihr sehnsüchtig über die Bodenstation aus, wie sehr er sie liebt und sich eins mit ihr fühlt da oben allein, während die Bodencrew ihm mitzuteilen versucht, dass da irgendein Schaltkreis kaputt ist, dass irgendetwas doch falsch zu laufen scheint und die Verbindung mit der Bodenstation zunehmend verloren geht, weil sich alles fremdgesteuert nur mehr in eine Richtung bewegt und ein Zurück nicht mehr möglich erscheint. Wäre man nicht doch besser am Boden geblieben? Nein! Außerdem, wer hat schon wirklich die Wahl, wenn man die Major-Rolle seines Lebens spielen will? Was passiert da auf einmal?

Die Phase der Verschmelzung kann nicht von Dauer sein, denn sie ist schließlich der Beginn einer Reise, nicht ihr Ende. Einer oder sogar beide beginnen, Widerstand gegen diesen Selbstauflösungsprozess zu leisten. Oft beginnt einer sich dagegen zu stemmen, während der andere aus Angst in der Verschmelzung bleiben möchte, obwohl er innerlich ebenfalls schon Reißaus nehmen möchte, darüber aber die angstvolle Harmoniedecke legt. Diese Phase ist zumeist gekennzeichnet von kleinen, alltäglichen Streitereien oder, bei größerer Harmoniebedürftigkeit, von selteneren, dafür aber intensiveren und plötzlichen Gefühlsausbrüchen und heftigen Streits, manchmal aber auch von Antriebslosigkeit und Depressivität.

Von der Enge durch zu viel Nähe

In den meisten Paarbeziehungen entstehen immer wieder alle möglichen Dramen, die etwa nach dem folgenden System ablaufen: Ein Teil möchte geliebt sein und denkt sich immer wieder neue Prüfungen aus, um sich der Liebe des anderen zu vergewissern. Immer wieder kommt bei ihm – trotz unzähliger Bestätigungen – das Gefühl hoch, nicht geliebt zu sein. Der andere Teil lebt mit dem Gefühl, etwas erreichen zu müssen, erfolgreich sein zu müssen, etwas in Ordnung bringen zu müssen. Das führt zu regelmäßigen, heftigen Gefühlsreaktionen und diese wiederum zu Streitigkeiten oder Niedergeschlagenheit.

Wie der amerikanische Psychologe, Paar- und Sexualtherapeut David Schnarch in seinen Büchern berichtet, entsteht nach einer gewissen Zeit auch in der Sexualität bei Paaren ein bestimmter Kreislauf: Ein Partner will mehr Sex als der andere, dadurch will der andere weniger, worauf der erste Partner sich nicht entspannt zurücklehnt und abwartet, sondern aus Angst, Verzehren und der Suche nach dem Gefühl, geliebt zu werden, wiederum noch mehr Sexualität und Zärtlichkeit will – und daraufhin zieht sich der andere noch mehr zurück und verschließt sich. Das ist für beide nach der feinen, gleich klingenden und befriedigenden Anfangszeit belastend.

Es gibt unterschiedliche Ausprägungen bei Paaren, wie sich die Unzufriedenheit mit der Enge beziehungsweise der Wunsch nach mehr Nähe ausdrückt. Oft entstehen auf beiden Seiten Ängste vor Verlust oder einer Verschmelzung, die dazu führt, dass sie sich selbst verlieren könnten. Meist sprechen beide Seiten diese Gefühle nicht an, um die Beziehung nicht zu gefährden. Ein Mann Mitte 40 formulierte seine Erfahrung mit zu viel Nähe folgendermaßen: »Immer dann, wenn ich versuche, in der Beziehung gut zu funktionieren, übergehe ich mich selbst. Besonders, wenn es über einen längeren Zeitraum so läuft, spüre ich, dass es mir nicht gut geht, habe aber Angst, mich mitzuteilen. Körperlich kommt es bei mir zu Verspannungen, in manchen Momenten spüre ich etwas Wut und Ärger, die ich aber kaum zeigen kann und will, weil ich sonst Konflikte riskiere. Hilfreich ist es, wenn ich mir Freiräume schaffe und mache, was mir Spaß macht. Ich versuche dann, nicht immer verfügbar zu sein und bis zu einem gewissen Grad meine eigene Spur zu ziehen. Das gelingt mir manchmal ganz gut, aber meine Frau hält das schwer aus. In stressigen Zeiten wird mir die Enge oft zu viel, obwohl ich mir eigentlich mehr wirkliche Nähe wünschen würde. Das ist eigenartig.«

So wandelt sich der tolle Hecht in einen unsicher und traurig wirkenden Kerl, die hingebungsvolle und liebevolle Frau in ein unablässig forderndes und unzufriedenes Fass ohne Boden, oder gerne auch umgekehrt, denn derlei Varianten gibt es viele. Was vorher der Grund für die Anziehung war, nervt jetzt und ist ein Grund für die Abstoßung. Ein Mann, der in der Anfangszeit von seiner Frau zum Helden stilisiert wurde, den er innerlich gar nicht gefühlt hat, versucht so lange wie möglich, diesen Status aufrechtzuerhalten, um regelmäßig Liebe und Anerkennung zu bekommen. Eine Frau, die zur engelsgleichen Heilerin stilisiert wurde, versucht ebenfalls so gut und lange es geht, diesen Schein aufrechtzuerhalten. So zeigen wir uns dem anderen, wie er uns sieht oder sehen will. Sofern sie sich einlassen und verschmelzen, wollen meist beide den anderen glücklich machen, um darüber wiederum selbst ihr Glück zu erhaschen. »Ich liebe dich« heißt in dieser Phase oft »Bleib bei mir«, »Ich brauche dich«, oder »Du sollst sein, wie ich dich haben will, dann bekommst du auch weiterhin meine Liebe«.

Anpassung, Rückzug oder Aufbegehren?

Natürlich sind Beziehungsverläufe so einzigartig wie die Menschen selbst. Dennoch gibt es immer wieder beobachtbare Muster. Nach der ersten wunderbaren Phase der Verschmelzung beginnt sich in der Regel Widerstand zu regen, zumindest bei einem Partner. Viele Männer – sofern sie sich bisher tatsächlich näher einlassen konnten –, entscheiden sich in dieser Phase für Anpassung, weil sie sich wünschen, dass die gute Anfangszeit anhält. Eine Zeit lang wird also versucht, diese Wunschperson des anderen zu sein, die männliche Helden-Projektion aufrechtzuerhalten und für die Partnerin alles zu geben. Sie tun das, um die Liebe festzuhalten, sie geben ihr Bestes, stellen auf Durchzug, wenn es zu viel wird, halten durch oder geben – eigentlich selbst bedürftig –, um zu bekommen, lächeln immer öfter, ohne es so zu fühlen, nicken, ohne Ja zu meinen. Alles um der Liebe willen. Tatsächlich hat man mit der Partnerin Dinge erlebt und getan, die man so allein nicht tun und erleben würde. Man hat gemeinsam unbekannte Welten bereist. Dennoch beschleicht jene, die sich zu sehr anpassen, nach und nach das Gefühl, dass es hier gar nicht so sehr um einen selbst geht, dass dieses großartige Raumschiff auch nur eine Blechdose ist, in der sich zumindest einer bisweilen gefangen fühlt. Doch da draußen wären noch 1000 Sterne zu erkunden.

Der Widerstand beginnt im Untergrund, so auch hier: Anpassung um der Liebe willen hält kein Mensch auf Dauer aus. Die Liebe mag Anpassung ohnehin gar nicht. Sie mag echte, authentische Gefühle, und sie mag Freiheit. Wenig autonom, hängen viele Paare zwar stark zusammen und aneinander, doch gleichzeitig wird mit zunehmender Dauer der Reise klar: Major Tom bekommt ein Problem. Das wäre der Zeitpunkt für die arrangierte *Wolke 4*, für einen Partnerwechsel, eine Affäre oder für sich langfristig aufbauende körperliche und psychosomatische Beschwerden, für Probleme in der Sexualität, sich einschleichende Suchterkrankungen oder dafür, sich in die Arbeit oder in Freizeitstress zu flüchten. Oder es ist Zeit für die Hochzeit, dafür, eine Familie zu gründen, für eine neue Aufgabe, einen Kick, ein weiteres Hoch, einen Liebes- und einen Treueschwur.

Der Wunsch nach dem Partner fürs Leben ist ungebrochen, auch in Zeiten, die uns Flexibilität und ständige Veränderung abverlangen. Obwohl vielerorts fast die Hälfte aller Ehen wieder geschieden wird, wird romantisch Hochzeit gefeiert und es wird sich mit wechselnden Lebensabschnittsgefährten arrangiert. Wenn schon alles so unsicher ist, soll wenigstens die Ehe Bestand haben, scheint unsere Grundhaltung zu sein. Lassen wir es an dieser Stelle tatsächlich nicht enden und beschenken das Paar mit Kindern: Was passiert dann?

Kinder

Aufbruch zu etwas Größerem

Zeitlos, tiefgründig, bedrückend ernsthaft, zart und energisch macht dieses auch unter dem Titel *Sind so kleine Hände* bekannte Lied *Kinder* von Bettina Wegner betroffen und zeigt die Verantwortung auf, die ein Kind bedeutet. Der Text weist eindringlich darauf hin, wie Kinder behandelt werden sollen, was getan und was unterlassen werden soll, um sie zu glücklichen, mündigen Erwachsenen heranzuziehen. Nach den kleinen Händen, Füßen, Ohren, Mündern und den klaren Augen wird auch die Seele besungen und schließlich das Rückgrat, denn, so die Aussage des Liedes: Leute ohne Rückgrat gibt es schon zu viele.

Seit den 70er-Jahren, als Bettina Wegner ihr bekanntestes Lied im TV platzierte, hat sich viel getan beim Thema Elternsein, besonders bei den Vätern und in der Kindererziehung. Damals war Erziehung klar Frauensache und durften Väter bei der Geburt zumeist nicht dabei sein. Heute sind die Männer gefragt, und es sind oft auch die bei der Geburt dabei, die das innerlich gar nicht möchten oder es sich nicht so recht zutrauen. Damals war Gewalt noch ein adäquates Erziehungsmittel, und Kinder liefen nebenbei mit. Heute ist Gewalt an Kindern keine Privatsache mehr, sind Kinder die Sonne, um die sich alles dreht, die materiell versorgt und oft ängstlich überbehütet werden. Meist wachsen sie ohne das vielzitierte Dorf auf, das es brauchen würde, um ein Kind zu erziehen.

Das Paar ist also gemeinsam unterwegs in den unendlichen Beziehungsweiten. Es folgt der Wunsch nach einem Kind. Damit wird – geplant, lang ersehnt oder versehentlich – ein weiteres Mal eine Rakete gezündet, um der Beziehungsmission eine neue Richtung zu geben. Jetzt heißt es anschnallen, die Hände reichen, und los geht es. Aus Liebe, Verschmelzung und anderen wundersamen Komponenten erleben wir, sofern es funktioniert, wie ein Kind entsteht. Wieder beginnt ein Abenteuer, in der Regel zwar nicht mehr ganz so voller Leichtigkeit und Anfangseuphorie, aber immerhin, für manche Paare bedeutet das: Es tut sich was. Zielkoordinaten: gesundes Kind und Glückseligkeit. Und man bekommt in der Regel: ein gesundes Kind.

Während der Schwangerschaft entsteht bei Paaren eine neuartige Verbindung, die die Paarbeziehung zusätzlich auf eine Elternebene befördert. Das kann beim ersten Kind alles sehr neu und verunsichernd sein. Mitunter ist es ebenso verbindend und schön wie beängstigend und anstrengend. Viele Männer stehen während der Schwangerschaft etwas irritiert neben der Mutter-Kind-Symbiose. Selbst spüren sie kein Kind im Bauch, weshalb sie die Veränderungen nur subtil empfinden – aber es wird doch deutlich, dass sich eine Verschiebung anbahnt. Darauf reagieren Männer sehr unterschiedlich: Zielgerichtet agieren die einen ihre Macherqualitäten aus, bauen ein Nest, stürmen vor und müssen erkennen, dass sie allein stürmen, während der Körper der Frau von jemand Neuem besetzt ist, der seine eigenen Ansprüche geltend macht. Zwei entwickeln sich, während der dritte losrennt und sich für die beiden abstrampelt.

Klar, eine Veränderung mit ungewissem Ausgang verunsichert. Das ist normal. Wo die einen umso mehr losmarschieren, reagieren andere verwirrt, wollen unterstützen, sind dabei jedoch selbst etwas orientierungslos. Viele Männer versuchen sich heute in die Frau einzufühlen, die aufgrund der körperlichen Veränderungen beschwerliche Zeit für die Frau verständnisvoll mitzutragen und lernen dabei, ihre eigenen Bedürfnisse zurückzuschrauben. Dabei bemühen sie sich so gut es geht, selbst in die neue Rolle zu finden, die bis zum Zeitpunkt der Geburt im Gegensatz zur Frau oft sehr irreal daherkommt; schließlich wächst im eigenen Körper kein Kind heran. Der engagierte Mann von heute hilft, unterstützt und begleitet die schwangere Frau, hält die Tür auf, trägt die Einkäufe und versucht mehr oder weniger verunsichert und bisweilen innerlich genervt, ein möglichst entgegenkommender Partner zu sein. Der letzte Rest vom Heldenmythos droht sich für ihn im Gefühl, Hilfsarbeiter für die Frau zu sein, aufzulösen.

Es ist zweifellos eine wichtige Errungenschaft, wie viele Männer sich mittlerweile bei der Geburt und der Erziehung der Kinder einbringen. Das bringt allerdings neue Herausforderungen mit sich. Schließlich kommt das Kind mit jeder Menge Eigenleben zur Welt, bringt eine noch engere Verbundenheit der Partner, die jetzt Eltern sind – inklusive der Aussicht, dass das den Rest des Lebens so bleiben wird, ob man das nun will oder nicht. Die Elternschaft verlangt Verantwortung, bringt schlaflose Nächte und ab und zu auch so etwas wie Glückseligkeit und die nächste Verschmelzung – zumindest die zwischen Mutter und Kind; neuerdings auch immer mehr zwischen Vätern und ihrem Kind. Aus dem Partner wird der Papa, aus dem Sohn der Vater, aus der Partnerin die Mama und aus der Tochter selbst eine Mutter. Spätestens jetzt ist alles anders, und zumindest für eine bestimmte Zeit ist gefühlt keiner mehr so richtig er selbst. Das ist völlig normal. Wie könnte man sich sonst weiterentwickeln. Phasen des Umbruchs bringen zwischenzeitlich auch Verschiebungen und Auflösungserscheinungen der eigenen Persönlichkeit mit sich.

Rein pragmatisch bedeutet ein Kind oft auch einen größeren Wohnbedarf, das heißt einen Umzug in eine neue Raumstation. Ein Kredit und der Druck der Versorgerrolle ziehen meist mit ein. Die Zeiten zu zweit sind jetzt endgültig vorbei – und selbst wenn man es nach einiger Zeit wieder einmal schafft, ein paar Stunden ohne Kind zu verbringen, sitzen die Kinder immer mit am Tisch und liegen meist nicht nur sprichwörtlich mit im Bett. Die Gespräche des Paares drehen sich großteils um die Kinder und um die Arbeit – also um die Arbeit desjenigen, der arbeitet. Meist prallen zwei Welten aufeinander, wenn man sich nicht früh darum bemüht, dass abwechselnd jeder jeweils ganze Tage lang mit dem Kind verbringt. Das bedeutet, zumeist für Väter, Verantwortungsübernahme und, zumeist für Mütter, vertrauensvolles Loslassen.

Insgesamt kommt es zu einer Fokusverschiebung besonders der Mutter auf das Kind. Ging sich vorher noch alles einigermaßen aus, waren Arbeit, Freunde, Familie und die Beziehung noch unter einen Hut zu bringen, braucht es eine enorme Anpassungsleistung beider Elternteile, wenn aus einem Paar eine Familie wird. Jetzt muss es gemeinsam neue Lösungen finden, ist auf andere Weise aufeinander angewiesen, hat vielfältige Ansprüche an sich und den anderen. Waren unsere Väter und Großväter mehr als Ernährer denn in der Erziehung der Kinder gefragt, haben heute beinahe alle Männer den Anspruch, ein umfassend guter Vater zu sein, also ein Ernährer und eine geliebte Bezugsperson. Wunschbild und Realität klaffen jedoch sowohl wegen der hohen Ansprüche als auch wegen der mangelnden Möglichkeiten im Wirtschaftsleben oft weit auseinander. Spätestens jetzt kommt das Bild vom Helden, vom Retter und der engelsgleichen Heilerin ins Wanken, spätestens jetzt werden wir alle Menschen aus Fleisch und Blut, mit dünnem Nervenkostüm, wenn nach einer schlaflosen Nacht alles zu viel wird. Wenn jetzt beide vom anderen erwarten, er solle dafür sorgen, dass man selbst auch noch Luft hat, ist das eine sehr konfliktträchtige Zeit.

Ein Mann schilderte seinen Zustand so: »Ich wurde gerade das zweite Mal Vater. Und ich merke: Wir als Paar, wir tun einander gerade nicht gut. Der Alltag läuft gerade noch irgendwie. Sie erlebt meine Zeit, in der ich in die Arbeit fahre, als Zeit, in der ich völlig frei bin und machen kann, was mir gefällt, während sie zuhause bleiben und sich allein um alles kümmern muss. Eines Tages komme ich nach Hause, die nächsten Tage habe ich mir Urlaub genommen, und sie sagt: ›Fahr mit den Kindern weg, ich brauche Erholung und Zeit für mich!‹ Und ich frage mich, wo ich bleibe und wer sieht, was ich für unsere Familie tue. Wahrscheinlich ist es problematisch, dass ich ihr nicht sage, wie es mir geht, doch ich habe nicht das Gefühl, dass ich damit bei ihr durchkomme. Und wenn ich doch einmal etwas sage, mache ich das wohl auf eine blöde oder sehr bedürftige Art.«

Spätestens jetzt werden wir alle Menschen mit dem Auftrag, bedingungslos zu lieben und zu tragen, aber eben auch mit dem inneren Wunsch, geliebt und getragen zu werden, weil uns die Kraft ausgeht und wir immer wieder selbst zum Kind mutieren. Wer kennt nicht die Karikaturen, auf der Männer sehnsüchtig auf das am Busen der Frau nuckelnde Baby schauen. Ich will auch …

Scheinbar nebenbei führt uns ein Kind die eigene Kindheit noch einmal vor Augen. Bewusst oder verdeckt wird man an alles erinnert, was in der eigenen Kindheit los war. Flüchten wir uns nicht gänzlich in Arbeit, Alkohol oder andere Ablenkungen, kommen wir jetzt kaum darum herum, uns an die Kindheit zu erinnern und damit auch uns selbst zu hinterfragen. Das eigene Leben klopft jeden Tag an die Tür und sagt: Hier bin ich, schau mich an, nimm mich, wie ich bin, versöhne dich mit mir, erkenne das Gute, bedauere das Schwere, sei wütend, beweine und verzeihe. Alle großen Erlebnisse, unerfüllten Sehnsüchte und Dramen des eigenen Lebens werden wieder wachgerufen, wenn wir in die Augen des eigenen Kindes schauen.

Das alles kommt subtil und feinstofflich daher, während wir uns durch den Alltag kämpfen, mit seinen Höhen und

Tiefen, seinen anstrengenden und wundersamen Momenten. Wir haben jetzt eine Partnerin, mit der wir mehr oder weniger zusammengewachsen sind und die mit ihren Bedürfnissen, Stimmungen und Erwartungen unsere »Knöpfe drückt«, sowie ein oder mehrere Kinder, die auch noch als »kleine Therapeuten« fungieren. Allein wegen seiner Nähe zu uns spürt ein Kind, ob wir ruhig und entspannt sind und wo wir unsere Schwachstellen haben. Es fordert uns auf, in uns selbst hineinzuhören.

Dazu kommt, dass bei vielen Paaren durch die Ankunft eines Kindes auch die eigene Herkunftsfamilie physisch wieder näherrückt. Jede Menge Versorgungsflüge werden von den eigenen Eltern gestartet, die Teleskope sind auf die junge Familie ausgerichtet, und wir wissen nicht, ob wir diese neue Nähe als Unterstützung gutheißen sollen oder ob wir allein nicht bessergestellt wären. Viele ziehen in dieser Zeit auch wieder in die Nähe der Eltern. Es kommen gut gemeinte Ratschläge – ob ausgesprochen oder über Blicke und Gesten, macht dabei keinen Unterschied. Wir wollen nicht undankbar erscheinen, hin und wieder aber doch alle nur mehr ins Raumschiff stecken und auf den Mond schießen. Zeitweise sind so viele Leute angedockt oder gar mit an Bord, dass es richtig eng wird. Andere Paare sind derart auf sich allein gestellt, dass dies eine andere Form der Enge hervorruft.

Der Druck, gute, nein perfekte Eltern zu sein, ist heutzutage enorm hoch. Viele fühlen sich erdrückt unter der Last, alles richtig machen zu wollen. Alle sind sich der Bedeutung der ersten Jahre bewusst und wollen nur ja keinen Schaden anrichten, fühlen sich dabei oft überfordert, hilflos und unsicher. Sämtliche Erfahrungen, die ich beruflich und privat gemacht habe, haben mich überzeugt, dass Eltern die von den Kindern angestoßenen »eigenen Geschichten« reflektieren sollten. Die Lösung dafür, dass ein Kind derart starke Gefühle in uns auslösen kann, finden wir in unserer Vergangenheit. Und damit in unserem Innern. Das bedeutet zu hinterfragen, was gerade so hilflos, wütend oder traurig macht. Die Schuld dafür darf nicht einfach den Kindern in die Schuhe geschoben werden – denn sie lösen die Gefühle nur aus und sind nicht deren Verursacher. Wir Männer können lernen, für uns selbst einzutreten und unser eigenes »inneres Kind« – den verletzten Jungen von früher – zu verstehen und zu umsorgen. Das stellt gerade für uns Männer eine besondere Herausforderung dar.

Viele Frauen im Müttermodus versorgen nun das Kind und erleben den Partner als weiteres Kind, weil auch er bedürftig wirkt. Männer wollen wegen der eigenen Überforderung ab und zu an »Muttis Busen«, können nicht dauerhaft Held sein und tun sich schwer mit der Selbstversorgung. Doch eine Frau im ständigen Muttermodus wollen sie auch nicht. Umgekehrt mutieren auch viele Frauen, die sich zuvor ein eigenständiges Leben aufgebaut haben, mit der Mutterrolle zeitweise in ein anderes Wesen, das sich abhängig, überfordert und klein fühlt und einfach nur unterstützt oder gar versorgt werden möchte. Dann fehlt vielen Männern die Aufmerksamkeit, und sie fühlen sich unbedeutend. Doch eine Frau ist kein Dauerversorgungsbrenner mit unendlichen Kraftstoffreserven.

Sich verlieben, verschmelzen, Glück und Liebe durch und im anderen in einer Beziehung zu finden war das erste Thema. Jetzt kommt ein Kind dazu und stellt alles auf den Kopf. Je nach Verschmelzungsgrad der Beziehung dreht sich viel um den Partner und weniger um einen selbst. Und jetzt stellt sich jemand Dritter in den Mittelpunkt und führt die Bedürfnisrangordnung deutlich an. Was für ein kleines Baby lebensnotwendig ist – rund um die Uhr seine Bedürfnisse befriedigt zu bekommen –, bleibt in vielen Familien als Grundmuster über lange Zeit erhalten, oft sogar ein Leben lang. Eine optimale Bedürfnisbefriedigung des Kindes bedeutet allerdings keine Selbstaufgabe der Eltern und keine lebenslange Fremdbestimmtheit.

Kinder stellen die Beziehungswelt auf den Kopf

Im Spannungsfeld zwischen Beruf und Familie bewerten sich viele Männer als schlechte Väter und viele Frauen als schlechte Mütter. Männer sehnen sich oft danach, mehr Zeit mit ihrer Familie zu verbringen, verwenden aber dennoch den Großteil ihrer Energie für den Beruf mit der Einstellung »Ich tue das alles doch nur für meine Familie«. Heute haben sowohl Frauen als auch Männer ein Vereinbarkeitsproblem zwischen Beruf und Familie. Während Mütter Gefahr laufen, die Verankerung im Berufsleben zu verlieren, besteht bei Vätern die Gefahr, die Verankerung im Familienleben zu verlieren.

Ich bringe an dieser Stelle ein von mir zur Veranschaulichung entwickeltes Modell. Es kann helfen, Grundtendenzen, die sich in dieser Phase des Familienlebens auftun, zu erkennen und die persönliche Situation immer wieder zu überprüfen. Die Pyramide veranschaulicht, was es braucht, um ein stabiles Familiensystem zu garantieren. Die Triade Ich – Partnerin – Kind(er) steht dann sicher, wenn das Ich das Fundament bildet, also die eigenen Bedürfnisse erfüllt sind. Darauf bauen die Bedürfnisse der Partnerin auf, die Spitze bilden die Bedürfnisse des Kindes.

Bei dieser Pyramide geht es nicht um die Größe des Feldes, sondern um deren Anordnung. Bin ich selbst in meiner Pyramide das Fundament, steht sie stabil (Abb. 1.). Anders sieht es aus, wenn das Kind oder die Kinder sowie die Partnerin die Basis von allem bilden (Abb. 2). Eine Idealform gibt es allerdings nur auf dem Papier, denn in der Realität wechseln wir oft zwischen den beiden Pyramiden.

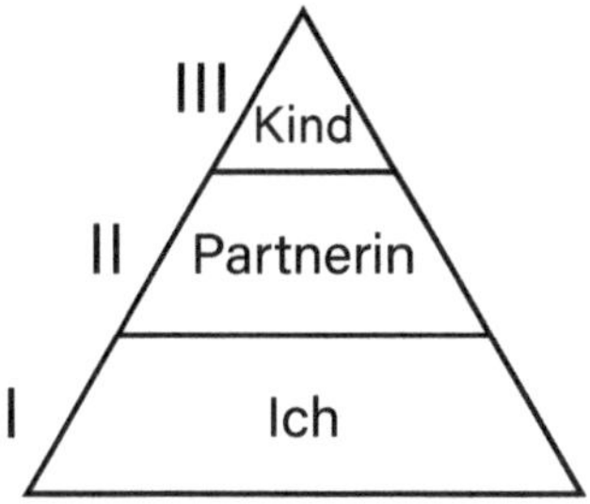

Abb. 1

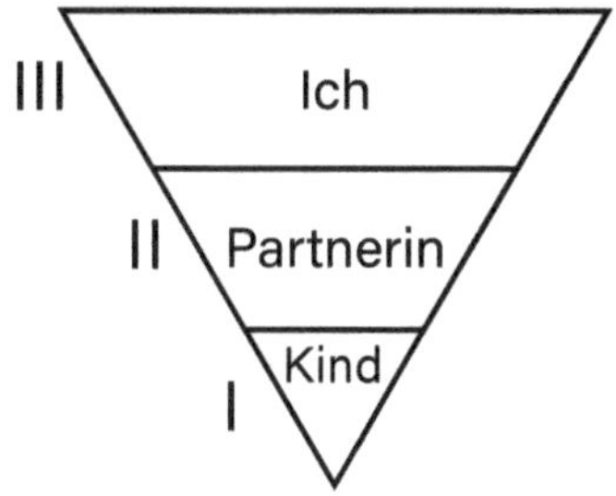

Abb. 2

Abbildung 1: Idealform der Pyramide stabiler Familien

I: Was sind meine Bedürfnisse? Was brauche ich, damit es mir gut geht?

II: Was sind die Bedürfnisse meiner Partnerin? Was braucht sie, damit ihr gut geht?

III: Was sind die Bedürfnisse meines Kindes? Was braucht es, damit es ihm gut geht?

Abbildung 2: Typische instabile Pyramide in vielen Familien

I: Die wichtigste Frage lautet: Was sind die Bedürfnisse des Kindes?

II: Es folgt die Frage: Was braucht die Partnerin, um glücklich zu sein?

III: Meine eigenen Bedürfnisse kommen am Schluss – wenn sie überhaupt noch Gehör finden.

In viel zu vielen Familien versuchen Vater und Mutter über die Bedürfnisbefriedigung des Kindes und des jeweils anderen selbst glücklich zu werden. Wer sich selbst allerdings derart vernachlässigt, kann auf Dauer kein starkes und liebevolles Gegenüber sein, verliert an Kraft und Sicherheit oder muss sich gehörig ablenken, wie viele Männer das arbeitend oder durch sonstigen Aktionismus tun. Besondere Kennzeichen dieser Form sind wenig Stabilität und die Überforderung der Kinder damit, derart im Mittelpunkt zu stehen. Sie spüren, dass es auf sie ankommt, damit die Eltern glücklich sind, und haben später Probleme damit, leicht und selbstbewusst in die Welt hinauszugehen und die Eltern in ihrem eigenen Leben zurückzulassen. Die Kinder in der ersten, stabilen Pyramide haben damit weniger Schwierigkeiten, selbst wenn die Eltern sich getrennt haben. Sie wissen, dass sie sich gut um sich selbst kümmern können und sie keine Verantwortung dafür tragen, wie es den Eltern geht.

Männern zu sagen, dass sie zuerst kommen, ist ein schwieriges Unterfangen und wird noch von vielen Frauen missverstanden, sind doch schließlich die Männer so viele Jahrhunderte lang immer zuerst gekommen. Meine Großmutter bestand darauf, dass beim Essen zuerst mein Vater den Schöpfer Suppe oder das größte Stück Fleisch bekam, bevor sich Frauen und Kinder bedienen durften. Nach und nach hörte das aber auf. Mir geht es allerdings nicht um die Rangfolge am Esstisch, sondern um ein tieferes Ich, das zuerst kommen soll. Dafür müssen wir Männer uns fragen: Was will ich wirklich? Was ist mir in meinem Leben wichtig?

Wenn mir das Wichtigste meine Familie, meine Frau und meine Kinder sind, kann ich nicht ständig dem Chef, Freunden und Kollegen oder der eigenen Mutter zuliebe ganz etwas anderes tun. Wenn mir die Beziehung zu meinen Kindern so wichtig ist, darf ich nicht den Großteil meiner Freizeit im Büro oder bei unzähligen Vereinen verbringen. Ich muss vielleicht auch meiner Frau klarmachen, wie wichtig es mir ist, Zeit allein mit dem Kind zu verbringen, und dass ich alles dafür tun werde, damit sie sich keine Sorgen zu machen braucht. Wenn ich mich allerdings durch ein »Ich mach das schon« der Mutter vom Kind wegdrängen lasse, kann ich nicht behaupten, dass ich mich wirklich dafür einsetze, was mir (angeblich) am meisten bedeutet. Wenn ich vorwiegend auf Zuruf und aufgrund von schlechtem Gewissen Zeit mit dem Kind verbringe, fühle ich mich wie der besagte Hilfsarbeiter. Wenn ich es aus mir selbst heraus mache, mich dafür einsetze, eigene Ideen ins Spiel bringe, fühlt sich das gleich ganz anders an. Dasselbe Prinzip gilt für die Beziehung zur Partnerin.

Dass das ebenso für die Frauen zutrifft, sei an dieser Stelle nicht verschwiegen, und dass sich viele Mütter mit diesem Thema (»Was will ich wirklich?«) mindestens so schwertun wie die Väter, ändert nichts an der Tatsache, dass es auch für uns Männer immer bedeutsamer wird, zuerst auf uns selbst und die eigene innere Stimme zu hören. Wem das alles noch recht eigenartig, selbstsüchtig und wenig praxisrelevant vorkommt, kann im Kapitel *Selfness* mehr dazu lesen.

Ich erinnere mich an eine Alltagssituation, als unsere Kinder noch klein waren, in der mir mein Modell geholfen hat. An einem heißen Sommertag kam ich schon nachmittags von der Arbeit heim und stand noch in der Tür, als mir meine Frau die gepackte Badetasche und beide Kinder in den Arm drückte mit der dringenden Bitte, ihr Ruhe zu gönnen und den Kindern Badespaß zu ermöglichen. Wie ferngesteuert fand ich mich eine halbe Stunde später, innerlich mit hängendem Kopf, im öffentlichen Bad unserer Stadt wieder und fragte mich, ob ich das eigentlich selbst wollte. Ich fühlte mich dienend und kraftlos in einer Situation, die ich nicht selbst gewählt hatte. Da erinnerte ich mich an die Pyramide, verstand, dass ich gerade alles für Kinder und Frau tat, selbst aber gar nicht wusste, was ich eigentlich wollte. Ich wog die inneren Antworten auf die Frage »Was will ich?« ab. Wenn ich nicht im Bad bleiben wollte, hieß das Sachen packen und nach Hause fahren. Die Kinder würden Widerstand leisten und ordentlich protestieren. Doch immerhin wusste ich, dass ich den Nachmittag im Bad durchstehen konnte, wenn ich mir selbst darüber klar wurde, was ich wollte. Würden wir schon nach kurzer Zeit wieder heimkommen, wäre meine Frau nicht begeistert. Dennoch, wenn ich klar war und wusste, dass ich ihr zwar gern die Kinder abnehme, aber die Zeit mit ihnen nicht hier im Bad verbringen wollte, würde sich auch das auflösen. Nach und nach wurde mir klar, dass ich wollte, dass meine Kinder eine gute Zeit hier im Bad haben, schwimmen lernen und ihre Freunde treffen; und dass ich die Zeit hier so gestalten konnte, wie ich wollte und auch dessen Ende einleiten konnte, wann ich es wollte. Somit fühlte ich mich wieder Herr meiner Lage und konnte den Nachmittag mit den Kindern genießen.

Allein, sich zu fragen, was man selbst will, heißt nicht, egoistisch zu handeln. Zum Unterschied von Selbstliebe und Egoismus gibt es in unserer Gesellschaft ein großes Missverständnis; viele glauben, dass diejenigen, die stark auf sich und ihre Bedürfnisse achten, Egoisten oder gar Narzissten wären, weil sie ihre Liebe zu sich selbst über alles stellen. Der Psychiater und Psychotherapeut Michael Lehofer zeigt in seinem Buch *Mit mir sein. Selbstliebe als Basis für Begegnung und Beziehung* auf, dass das Gegenteil der Fall ist: »Ein Mangel an Zustimmung zu sich selbst ist die Ursache von Egoismus und Narzissmus. Ein Egoist ist ein Mensch, der andere radikal dazu benutzt, seine eigenen Ziele zu unterstützen, und hat es notwendig, seine Bejahung unter allen Umständen von anderen zu erhalten. Egoisten kämpfen mit allen Mitteln um die Anerkennung ihrer Existenz von außen und das Ja der Welt. Sie realisieren nicht, dass es eigentlich darum geht, Ja zu sich selbst zu sagen.«

Insofern können aufopferungswütige Mütter und Väter größere Egoisten sein, die auf die Manipulation ihres Umfeldes aus sind, als jene, die sich selbst und ihre Bedürfnisse im Blick behalten. Viele engagierte Väter und Mütter sind gefährdet, sich fremdgesteuert zu fühlen, die Bedürfnisbefriedigung der anderen als Daueraufgabe im Auge zu haben und dabei sich selbst zu vergessen. »Früher war ich nicht so. Als ich meine Freundin kennenlernte, hatte ich gerade die Meisterprüfung geschafft, war voller Selbstvertrauen, selbstsicher und stark. So hat sie mich kennengelernt. Ich habe mich dann voll auf sie und das Kind konzentriert und deshalb vieles – ausgenommen das Studium – aufgegeben. Doch je mehr ich für die Beziehung geopfert habe, umso schlechter ist sie geworden und umso kraftloser habe ich mich gefühlt«, erzählte mir ein Mann in einer Beratung.

Oft ist das ein schmaler Grat. Doch kein Mann, der ein guter Vater sein will, kann ernsthaft behaupten, dass er sein Leben mit kleinen Kindern so frei und unabhängig wie davor weiterleben und mehr Zeit mit den Freunden als mit den Kindern verbringen will. Dennoch ist die Gefahr groß, sich selbst und die eigenen Bedürfnisse vor lauter Liebe für die anderen in hektischer Betriebsamkeit zu verlieren. Das ist dann weder für das Kind noch für die Partnerschaft ein Gewinn, zementiert schlechtes Gewissen und ist eine gezwungene Fürsorge in einer Familie, die auf Dauer nicht halten kann, was sie versprechen will.

In dieser eher praktischen, nüchternen Abhandlung über die ersten Jahre der Elternschaft unterschlage ich hier die schönen Momente des Alltags mit Kindern, die verbindenden Blicke von Eltern, die uns gut durch die Jahre tragen können, selbst wenn einige Jahre lang die Elternschaft vor der Partnerschaft kommt. Leider gehen diese besonderen Momente der Elternschaft als Teil der Partnerschaft in der Überforderung und den oft feindseligen Gegenreflexen unter, die durch das Gefühl ausgelöst werden, sich im Familienalltag aufopfern zu müssen. Sie werden zu oft durch ständige Vorwürfe und Trennungen verunmöglicht.

Was sind die wichtigsten Hinweise, die wir der jungen Weltraumfamilie von der Bodenstation mitgeben könnten? Was könnte es bedeuten, mehr auf das eigene Herz zu hören? Und was blockiert uns Männer auf diesem Weg?

Truth Above All

Die Angst vor der Wahrheit! Wahrheit um jeden Preis?

Alles hat seinen Preis, und Depeche Mode hat einen eindringlichen Song dazu geschrieben, der für mich als Jugendlichen eine smarte Art von Selbstbewusstsein vermittelt hat. Er kommt mit einem erhobenen Zeigefinger daher, der einem Mann gehört, der sich nach einer ihm zugefügten Verletzung wieder aufrichtet, indem er nun ordentlich draufdrückt und fast schadenfroh anklagt: Du (im Video eine Frau) hättest wohl besser nicht die Wahrheit gesagt, nicht der Wahrheitspolizei den Beweis geliefert, du hast jetzt den Preis zu zahlen, weil du die Wahrheit gesagt hast! Es wäre ihm offenbar lieber gewesen, nicht erfahren zu haben, was Sache ist, um sich sein Gehirn nicht darüber zermartern zu müssen. Der Song *Policy of Truth* thematisiert, dass wir damit leben müssen, was wir über uns selbst preisgeben, ob es nun »die Wahrheit« oder »eine Lüge« ist; dass wir weise wählen sollten, denn niemand von uns ist immer komplett ehrlich, und dass es oft auch gut sein kann, bestimmte Tatsachen oder Gedanken für sich zu behalten, ja dass das buchstäblichen unseren Arsch retten kann.

Den – womöglich durch die Religion sozialisierten – Anspruch zu haben, in jeder Situation die Wahrheit zu sagen, bringt uns bisweilen ordentlich in Schwierigkeiten und tut unserer Persönlichkeit, unserer Kraft und Eigenständigkeit nicht besonders gut. Männer haben tendenziell mehr Probleme damit, sich der Partnerin mit ihrer eigenen inneren Wahrheit zu öffnen. Natürlich gibt es gute und hilfreiche Geheimnisse auch in Beziehungen, ist doch das Leben nicht immer nur schwarz und weiß. Wer zu diesem Thema zu mehr Klarheit kommen will, ist in diesem Kapitel richtig.

Als Ausgangslage haben wir also eine Liebesbeziehung: einen Mann und eine Frau, die sich in einem Akt der Verschmelzung aufgemacht haben, ihr eigenes Universum zu erschaffen, und in ihrer Raumkapsel durch die Galaxien düsen. Mit der Zeit beginnt sich bei all der Zweisamkeit und des umeinander Werbens erster Widerstand gegen diesen Einklang zu regen, weil es eben doch zwei Menschen sind – und sich das nach und nach wieder bemerkbar macht. Wir siedeln die beiden in einer schönen Raumstation an und krönen das Ganze mit einem, zwei oder drei Kindern – lassen Sie Ihrer Fantasie freien Lauf. Gibt es keine Kinder, geben sie den beiden ein paar Haustiere oder besondere Aufgaben in ihrem Beruf oder in der Freizeit. Als Draufgabe docken wir noch ein familiäres Umfeld an, das mehr oder weniger häufig zu Besuch ist (oder durch die Bebauung des intergalaktischen Elterngrundstücks quasi fix angedockt ist), und fügen weitere Siedlungen aus Nachbarn, Freunden, Kollegen und Vorgesetzten an. Geben Sie gern noch einen beschwerlichen Weg in die Arbeit dazu – und was Ihre Gedanken und das Leben sonst noch so hergeben. Es ist ein Leben, das viele 25- bis 55-Jährige nun einmal leben, zumindest eine gewisse Zeit lang.

Auf Liebesbeziehungen wirken jede Menge Einflussfaktoren, jede Menge Bedürfnisse, die erfüllt werden wollen, eine Unmenge an Wünschen, Sichtweisen, Lebensweisheiten, Ratschlägen, Blicken, Gesten, Socken, Staub und Zahnarztterminen, Ansprüchen an sich selbst und an die Partnerin, die sich nun wirklich nicht so anstellen müsste. Wer weiß da noch so genau, wo ihm der Kopf steht? Wer weiß da noch so genau, was er eigentlich selbst will?

Lächeln, Zähne zusammenbeißen und ... Theater spielen. Was sonst bleibt uns übrig? Wollen wir doch die Beziehung hinbekommen, die Kinder bestens versorgen, die Arbeit gut erledigen und Karriere machen, etwas gelten, mehr Anerkennung und Geld bekommen, Anerkennung, ja genau, Anerkennung, Liebe, ja genau, geliebt werden, von den anderen da draußen, und, ja genau, schon lang hat sie mich nicht mehr so angeschaut, so liebevoll, einfach so, bedingungslos. Und Sex will sie auch kaum mehr.

Viele Männer schotten sich an dieser Stelle ab, machen ihr Ding – im Hobbykeller oder sonst wo –, funktionieren, werden nach und nach zu ihrer eigenen Maske, schweigen, treiben Sport oder betrinken sich, in Dosen oder etappenweise exzessiv, entladen sich in Streits oder im Bordell. Um den Anforderungen irgendwie gerecht zu werden, heißt es für Männer, lächeln zu lernen, während sie sich und den blauen Planeten töten. Denn für den tragen sie schließlich auch noch Verantwortung. Wir erahnen, interpretieren und kennen die Wünsche und Bedürfnisse der anderen, selbst die der Tiere und der Umwelt, aber irgendwie »geht sich das alles nicht aus«, kaufen wir doch immer wieder das Massentierhaltungsfleisch, wird alles zu viel und verdrängt und nicht ernst genommen. Wir rackern uns ab für die anderen und stehlen uns mehr oder weniger heimlich Zeit für uns selbst, mit schlechtem Gewissen, mit erträumten oder echten Affären, wir fühlen uns gefangen und ein bisschen wie in einem Kuckucksnest. Nur: Sind wir der Kuckuck? Oder sind es die anderen? Gleichzeitig sind wir eingebunden, haben einen Platz im Leben, eine Aufgabe, einen Zweck, werden gebraucht, nur leider ist das Brauchen oft eher ein Gebrauchen und daher kein besonders fruchtbarer Boden für die Liebe. Die geht dabei den Bach hinunter, vor allem in uns selbst. Weil wir uns verstellen und nicht wahrhaftig sind.

Also: Raus mit der Wahrheit?

Die ständig zirkulierenden, den anderen verantwortlich machenden, vorwurfsvollen Gedanken können immer schwerer zurückgehalten werden und durchbrechen die Harmonie in Form von Anklagen, Vorwürfen und wütenden Verurteilungen. Du bist schuld, wie konntest du nur, du hast gelogen, du machst das nicht richtig, du bist nicht richtig, du bist unordentlich, du bist frigide, du erfüllst meine Wünsche und Bedürfnisse nicht – setzen Sie hier ein, was Sie selbst gerade so auf Lager haben oder was Sie oft zu hören bekommen. Das ist eine gängige Art, der eigenen »Wahrheit« Luft zu verschaffen und dem anderen seine Unzulänglichkeiten als Ursache für das eigene Leid an den Kopf zu werfen. Wir wollen die Sichtweise unserer Partnerin meist gar nicht mehr hören, sondern wähnen uns im Recht, schließlich hat sie unsere Erwartungen nicht erfüllt, hat mit dem Blödsinn angefangen und muss daher gemaßregelt werden. Zumeist versuchen wir durch diese Vorwürfe die eigene Hilflosigkeit von uns selbst fernzuhalten, das eigene labile Selbstempfinden zu retten, indem wir der Partnerin erklären, dass sie das Problem hat, nicht wir. Hier zeigt sich die Kehrseite des Verliebtseins: Wir werben nicht mehr darum, unsere Bedürfnisse erfüllt zu bekommen, wir versuchen, deren Erfüllung mit Taktik, Schuldzuweisungen und Machtkämpfen zu erzwingen.

Oft reicht es zuerst den Frauen, sie platzen ihre Wahrheit heraus, und die Männer reagieren wie im Song *Policy of Truth* von Depeche Mode aus der Verletzung heraus anklagend, strafend, bauen sich auf und stellen sich darüber, schreien ihre Wut heraus. Oder sie beschwichtigen harmoniegefangen alles. Eine andere Form, auf weibliche Ausbrüche zu reagieren, findet wortloser und leiser, oft aber nicht weniger verächtlich statt. Sie ist ein Verstummen, ein Abtauchen in die Höhle, ein Anschweigen und Missachten. Langfristig wird der Schmollwinkel zur Dauerbehausung oder zur Depression, es ist ein leidendes, oft zynisches Opferdasein, ein Aushalten um jeden Preis. Auch das erzeugt neue Fronten, Barrieren und eine große Distanz zur Partnerin. An dieser Stelle kommt auch das Thema Gewalt immer wieder ins Spiel, mit deren Hilfe versucht wird, sich der aufgestauten inneren Hilflosigkeit zu entledigen und um der als verletzend erlebten Situation ein Ende zu bereiten.

Um dem Hickhack zu entgehen, verlagern Männer häufig ihren Fokus auf andere Dinge, die wichtig sind oder es erscheinen. Sie halten das Wochenende irgendwie durch, mit dem Wissen, danach ohnehin wieder in ihrem Element zu sein, für das sie (aus)brennen und wo sie etwas gelten. Sie haben das unbewusste Gefühl, dass es für sie ohnehin nicht mehr »die Richtige« gibt, und haben die »Gefangenschaft« akzeptiert. Andere arrangieren sich, nehmen alles nicht mehr so ernst, betonen das Positive oder beäugen die ganz schlimmen Schicksale anderer Paare sehr genau, um sicherzugehen, wie zufrieden sie doch selbst sein können.

Die einen Männer sind niedergeschlagen, verletzend oder selbstverletzend, wütend, aufgebracht oder zuschlagend. Manche schlagen, bereuen danach und suchen wieder Nähe. Die anderen sind harmoniebedürftig, alles ist gut, sie schauen nicht gern unter die Decke aus Harmonie, weil doch eh alles so gut, problemfrei und fein abgestimmt läuft. Die Manipulationen an der Partnerin kommen dann meist so subtil daher, dass sie tatsächlich kaum mehr wahrgenommen werden, obwohl die harmonisierte Luft für Außenstehende zum Schneiden verdichtet ist. Alles etwas drastisch formuliert – und doch mitten aus dem Leben gegriffen.

Die Gewohnheit ist ein ungemein strapazierfähiges Tier, das als normal empfindet, was sonst nicht auf die größte Kuhhaut ginge; und schließlich hat sie sich schon über so lange Zeit entwickelt und ist daher altbekannt. Männer sind besonders gut im Aushalten und darin, es sich irgendwie zurecht zu richten, sie weinen nicht, sondern bringen sich im Extremfall gleich selbst um, langsam durchs Runterschlucken und ihre Lebensweise. Oder plötzlich durch Suizid. Sie richten ihre Ohnmacht sehr häufig gegen Frauen und entladen auf verschiedene Weise ihren Druck, sie kennen ihre eigenen Grenzen oft nicht und damit auch nicht die der anderen. Klar können Frauen das ebenso, allerdings auf ihre eigene Art, die jedoch auch nicht ineffektiv ist. Wir Männer schauspielern, ja wir belügen uns und die Partnerin, um der Mann zu sein, von dem wir annehmen, dass wir aufgrund unserer Prägungen sein sollten, von dem wir annehmen, dass unsere Partnerin ihn so will oder anders nicht erträgt. Wir halten das alles aus, um uns selbst etwas mehr zu mögen, und wundern uns, warum wir nicht mehr richtig tief geliebt werden.

So, also was nun: aushalten? Lügen? Oder die Wahrheit sagen?

Wann sollen wir schweigen, wann die Wahrheit auf den Tisch legen?

Sollen wir die Affäre oder die wüstesten Gedanken, auf den Hintern der Nachbarin oder das Dekolleté der Kollegin bezogen, ungeschminkt rauslassen? Ist das der »Sieg der Wahrheit«? Es gibt Berater, die das ernsthaft empfehlen. Wie eine Art »Wahrheitspolizei« soll man einander die wildesten Fantasien oder das tatsächlich Getane vor die Füße werfen. Viele tun das auch, erleichtern sich ohne Rücksicht auf Verluste und wollen anschließend die Partnerin gleich noch offiziell im Swinger-Club teilen, nach dem Motto: Lieber sehe ich dabei zu, als dass sie es heimlich macht. Das ist, meiner bescheidenen Ansicht nach, etwas viel »Wahrheit«. Für mich ist das keine moralische Frage, sondern eine der psychischen Gesundheit. Und ich habe noch niemanden erlebt, den das alles gesünder gemacht hat, aber auch wenige, die das tun und dahinter blicken wollen, was sie so weit gebracht hat.

Es ist interessant, dass viele Gedanken bei diesem Thema, sich dem anderen mit der inneren Wahrheit zu öffnen, sofort in diese Richtung gehen. Viele glauben, das hieße, dem anderen alles Mögliche und Unmögliche an intimen Fantasieabenteuern auf die Nase zu binden. Das glauben bisweilen dieselben Menschen, die es kaum schaffen, dem anderen zu sagen, wenn sie einmal nicht zu einem Verwandtschaftsbesuch mitfahren möchten. Wenn überhaupt, hätten viele gern vom Gegenüber Offenheit, wollen sich selbst jedoch besser bedeckt halten. Andere sagen zwar abgebrüht, »Was ich nicht weiß, macht mich nicht heiß«, wollen in Wahrheit aber doch alles wissen, was der andere denkt und tut, ob er einen Seitensprung gemacht oder eine Affäre hat – zumindest ist das der Fall, solange man einander noch nicht völlig egal geworden ist. Selbst wollen sie diese Wahrheiten allerdings lieber verschweigen. In offenen Beziehungen, die gerade eine Renaissance erleben und in neuer, verbundener Form wieder auferstehen, weiß man zwar viel voneinander, es setzt sich aber in der Regel auch die Erkenntnis durch, dass zu viele Details einem das Leben nur unnötig erschweren.

Wie wir mit all diesen inneren Empfindungen umgehen können, darüber schreibe ich später noch mehr.

Also, wie ist das nun mit der Wahrheit? So? Du siehst heute wieder wunderschön aus, aber ich finde deine Dehnungsstreifen unsexy! Dein Kleid sieht furchtbar aus, und sieh dir deinen Bauch an, tu endlich wieder einmal etwas für dich! Schmeckt das Essen wirklich oder schmeckt es nicht? Warum ist es so ein Drama, die Wahrheit zu sagen? Oft erkennen wir zu spät, wie lieblos wir lange zu uns selbst waren und es am anderen gedanklich oder tatsächlich auslassen.

Mit wenig Aussicht auf Besserung wird sehr häufig vom Umfeld oder durch Profis versucht, dem Paar mit bestimmten Kommunikationstools, mit einem Aufruf zu Mäßigung und einem Ringen um Kompromisse, zu helfen. Viele bemühen sich sehr, gut geschult dem anderen etwas korrekt, freundlich und mittels Ich-Botschaften zu sagen. Oft führt das dann zu besonders vertrackten Beziehungskonstellationen, wenn es tief drinnen anders gemeint ist und der Partner genau weiß oder spürt, was der andere wirklich sagen will. Denn ein Vorwurf, verpackt als einwandfreie Ich-Botschaft, bleibt als Vorwurf spürbar.

Hide what you have to hide … Was sollen wir zurückhalten? Was verbergen?

And tell what you have to tell … Was sollen wir sagen? Was von uns zeigen?

Von welcher Art hilfreicher Wahrheit, die mehr Verbundenheit als Trennung schafft, reden wir hier also?

Sich Luft zu verschaffen, etwa durch Anklagen, ist zwar noch nicht der optimale Weg – aber immerhin stimmt schon einmal die Richtung. Es muss raus, was uns beschäftigt, denn wenn es nur drinnen ist, hilft es niemandem. Für den sehr wahrscheinlichen Fall, dass Sie Ihre Beziehungen verbessern, dass Sie eine Liebesbeziehung finden oder Ihre bestehende vertiefen wollen, gilt es allerdings nicht nur an der Form des Ausbruchs zu feilen. Wesentlicher wäre es, zuvor genauer hinzuschauen, denn: Die eigene Wahrheit liegt tiefer. Da will ganz etwas anderes heraus. Was könnte das wohl sein?

Die eigene Wahrheit liegt tiefer

Menschen, die in einem bestimmten Bereich richtig gut werden wollen, gehen tiefer. Sie begnügen sich nicht damit, einmal dieses und einmal jenes zu machen, sich abzulenken oder die Zeit totzuschlagen. Sie wollen in irgendeinem Bereich ihr Wissen vertiefen, am besten in einem, den sie lieben und der ihnen leicht von der Hand geht. Im Fall von Beziehungen braucht man zuerst den Wunsch nach einer erfüllten Beziehung, vielleicht auch die Erinnerung an Momente, in denen es so richtig leicht ging, als das Herz hüpfte und trotzdem an der richtigen Stelle war. Dann können wir uns die Frage stellen: Wollen wir mehr dieser Momente? Und je nachdem, wie die Antwort ausfällt, können wir eine Entscheidung treffen.

Ein »Nein« heißt: Danke, alles gut, weiterleben wie bisher.

Ein »Ja« bedeutet: Wir dürfen uns selbst zuwenden, uns selbst besser zuhören und akzeptieren, was wir hören, ohne Selbstanklage, Selbstabwertung oder innere Zurechtweisung. Dadurch lernen wir uns besser zu verstehen und erkennen nach und nach mehr von dieser eigenen, tieferen, inneren Wahrheit. Anschließend heißt es, gut abzuwägen: Was soll im Sinne der Verbundenheit auch nach außen, also zur (möglichen) Partnerin, transportiert werden? Das wollen allerdings nicht viele Männer besonders gern. Zu Beginn kommt ihnen das schwer und unangenehm vor – bis sie es schließlich erfahren, es lieben lernen und nicht mehr ohne sein möchten. Sie wollen diese Erfahrung immer weiter vertiefen, ohne die Gefahr der Langeweile, dafür mit dem Gewinn schöner Beziehungserfahrungen.

In Wahrheit wissen viele gar nicht oder nicht mehr, wie sich echte, liebevolle und vertrauensvolle Nähe mit der Partnerin tatsächlich anfühlt. Die Partner sind einander und jeder Partner ist sich selbst fremd geworden. Sie tragen Sehnsucht oder Groll in sich, schlucken runter, lenken sich ab, verlagern oder weichen aus. Entstehen kann Nähe allerdings nur über Offenheit, über Verwundbarkeit, darüber, sich zu zeigen, wie man ist und fühlt, also mit der inneren Wahrheit. Doch wem haben die Kindheit und viele weitere Erfahrungen auf dem persönlichen Weg das nicht abgewöhnt?

Wir haben Angst.

Wir haben Angst zu verletzen, Angst, verletzt zu werden, Angst vor Verlust, Angst vor Selbstaufgabe, ebenso wie Angst vor der Selbstwerdung, Angst vor Nähe und Hingabe oder generell Angst vor Veränderung. In seinem nach wie vor immer wieder neu aufgelegten Standardwerk »Grundformen der Angst« beschreibt Fritz Riemann bereits 1961 vier Persönlichkeitstypen und ihre Ängste. Sicherlich werden Sie sich in allen Bereichen wiederfinden, in einem womöglich am stärksten.

Riemann beschreibt die Angst vor der Hingabe, die als Verlust des Ichs und Abhängigkeit erlebt wird und seinen Ausdruck in einem Grundimpuls nach Selbstbewahrung und Abgrenzung besonders ausgeprägt lebt. Wir alle wollen gleichzeitig einzigartig und unverwechselbar sein, aber auch zu Gruppen und Kollektiven dazugehören. Wir alle wollen unsere persönlichen Interessen leben können, uns aber auch in mitmenschlicher Bezogenheit verbunden fühlen. Vermeidet jemand die Hingabeseite, will er so unabhängig und autark wie möglich leben, will also auf niemanden angewiesen sein. Er geht auf Distanz zu den Menschen, braucht Abstand und lässt sich nur bedingt mit ihnen ein. Er hat Angst vor zu viel Nähe und erlebt Gefühle von Zuneigung, Sympathie und Zärtlichkeit als besonders gefährlich. Da sich Nähe nicht immer vermeiden lässt, sucht er nach Schutzhaltungen als Abwehrschirm, etwa indem er sich eher auf unverbindliche, leicht zu lösende oder auf rein sexuelle Beziehungen einlässt. Durch die Distanz zwischen ihm und den Menschen klafft eine Kontaktlücke, die ihn zutiefst unsicher werden lässt, ob seine Eindrücke und Vorstellungen, ob seine Wahrnehmung nur seine Einbildung und Projektion oder aber Wirklichkeit sind – wie ein im Zug Sitzender, der nicht weiß, ob gerade sein eigener oder der Nebenzug wegfährt.

Von seiner Angst vor der Hingabe berichtete mir ein Mann Ende 20: »Jetzt bin ich nicht mehr so stark auf der Suche nach Anerkennung durch Frauen und bin dadurch mehr bei mir. Ich kann mir selbst bestätigen, dass ich in Ordnung bin, und seitdem geht es mir auch in meiner Beziehung besser. Heute denke ich besser über mich als früher. Damals, vor meiner Beziehung, habe ich mich vor allem über Sex definiert und wollte ein guter Liebhaber sein. Ich habe mich ordentlich ins Zeug gelegt, war aber damals nicht bereit für eine Beziehung. Im Grunde wollte ich immer bedingungslos geliebt werden und bin dafür gerannt wie ein Süchtiger. Eines Tages wollte ich dieses Spiel nicht mehr spielen, habe mich aber auch noch nicht wirklich für eine Beziehung geöffnet – auch, weil ich dachte, die anderen werden glauben, dass jetzt die Frau über mich das Sagen hat. Heute ist mein Ego etwas kleiner. Früher hatte ich Angst vor dem Einlassen, Angst, mich zu verlieren. Meine Freundin will, dass ich mich mit ihr wohlfühle, mich fallen lasse. Es gelingt mir schon ganz gut.«

Die Angst vor der Selbstwerdung wird als Isolierung, als Rausfallen aus der Geborgenheit erlebt und spiegelt sich in Unsicherheit und Depressionen wider. Ein Mensch, der die Entwicklung des eigenen Ich vermeidet, versucht eher, sein Ich aufzugeben und die Hingabe zu leben, also den anderen glücklich zu machen und dadurch selbst sein Glück zu empfinden. Er braucht den anderen, sei es für die eigene Liebesfähigkeit und Liebesbereitschaft, sei es für das eigene Bedürfnis, geliebt zu werden, und versucht, die trennende Distanz zwischen sich und dem anderen so weit wie möglich aufzuheben. Um die quälende Trennungs- und Verlustangst hinter sich zu lassen, müsste dieser Mensch mehr Eigenständigkeit und Unabhängigkeit entwickeln, damit er nicht mehr zu stark auf einen Partner angewiesen ist. Genau das fällt ihm jedoch schwer, denn dafür müsste er die enge Bindung zum anderen lockern, was sofort wieder die Verlustangst aktivieren würde.

In einer meiner Beratungen erzählte mit ein Mann Anfang 40 von seinem Umgang mit seiner Angst vor Selbstwerdung: »Ich habe in den letzten Tagen über meine Angst nachgedacht und wie sie mein Verhalten gegenüber meiner Frau beeinflusst. Ich komme immer mehr an den Punkt, dass ich aufgrund meiner eigenen Angst, nicht genug zu sein, jede neue Männerbekanntschaft meiner Frau als Konkurrenz ansehe. In den letzten Jahren habe ich mir in solchen Momenten auch immer wieder die Frage gestellt, warum sie überhaupt mit mir zusammen ist und wie ich mich richtig verhalten soll. Jetzt fange ich an, mir Gedanken zu machen, welcher Mann ich sein will; auf jeden Fall ein Mann, der nicht in jedem anderen Mann Konkurrenz sieht und aus Eifersucht handelt. Ein Mann, der nicht von seiner Angst bestimmt wird. Ein Mann, der keine Angst hat, allein zu sein, und um Liebe und Aufmerksamkeit bettelt, sondern der seiner Partnerin und sich selbst die freie Entfaltung lässt und seine Liebe von selbst gibt, ohne die Partnerin zu erdrücken, weil er selbst Liebe bekommen möchte.«

Die dritte Angst, die Fritz Riemann beschreibt, ist die Angst vor der Veränderung, die als Vergänglichkeit und Unsicherheit erlebt wird. Sie wird umso heftiger, je mehr wir uns gegen sie absichern wollen. Ein Mensch mit dieser Angst will alles beim Alten belassen, sucht immer das Gleiche, Bekannte und Vertraute. Ändert sich etwas, fühlt er sich gestört, beunruhigt, verängstigt. Sich gegen Veränderung zu sträuben kann zu einer Sisyphusarbeit werden und sich etwa in einem Festhalten an Meinungen, Einstellungen, Grundsätzen und Gewohnheiten äußern. Neuen Erfahrungen wird ausgewichen oder sie werden umgedeutet. Festgehaltende Einstellungen müssen gerettet werden, was oft Streits nach dem Motto »Wer hat recht?« nach sich zieht. Änderungen jeder Art erinnern an die Vergänglichkeit, die dieser Mensch so weit wie möglich vermeiden will, und er geht damit oft in die zwanghafte Richtung. »Ich merke, dass in meinem Leben eine Klarheit herrscht, wie ich sie noch nie gespürt habe«, erzählte mir ein Mann, etwa Mitte 30, in der Beratung. »Nach unserem letzten Gespräch habe ich verstanden, dass unser Verhalten, das meiner Partnerin und mein eigenes, sehr stark von Angst gesteuert wird. Bei mir ist es etwa die Angst, etwas zu verändern, etwas zu verlieren, die Freiheit, mich selbst und damit die Zukunft.«

Die Angst vor der Notwendigkeit wird als Endgültigkeit und Unfreiheit erlebt. Sie ist das Spiegelbild des zwanghaften Menschen. Er strebt ständig nach Freiheit, nach Neuem, ist risikofreudig und blickt in eine offene Zukunft. Für ihn ist nichts verbindlich oder verpflichtend, nichts hat Anspruch auf ewige Gültigkeit. Die Gegenwart und der Augenblick zählen. Dementsprechend fürchten diese Menschen alle Einschränkungen, Traditionen und Gesetzmäßigkeiten. Sie leben von Augenblick zu Augenblick, ohne feste Pläne, klare Ziele, sondern immer in der Erwartung von etwas Neuem, sind leicht abzulenken und durch den jeweils gerade vorherrschenden Reiz verführbar. Sie finden immer ein Hintertürchen, relativieren, bagatellisieren oder übersehen die Realität und erlangen darüber eine Scheinfreiheit, die mit der Zeit immer gefährlicher wird, weil sie zur Pseudorealität, zur Wunschwelt zu werden droht. Jeder Wunsch muss möglichst sofort befriedigt werden, das Warten wird unerträglich. In Liebesbeziehungen sind solche Menschen intensiv, leidenschaftlich und fordernd. Sie suchen vor allem die Bestätigung für sich selbst. Schwer auszuhalten ist für sie, nicht als liebenswert empfunden zu werden, und wenn sie allein sind, kommt schnell Langeweile auf. Ein Mann Anfang 20 schilderte mir in einer Beratung seine Erfahrung mit der Angst vor Unfreiheit: »Ich war oft abhängig von meiner Mutter. Sie hat sich viele Sorgen gemacht und immer aufgepasst, dass mir nichts passiert. Doch ich war ein Revoluzzer und habe mich immer schnell eingeengt gefühlt. Das bin ich auch jetzt noch, doch jetzt hält mich meine Freundin oft zurück. Wenn sie spürt, dass ich ausbrechen will, ist sie es jetzt, die sich sorgt und mich einengt. Ich habe nun erkannt, woher meine Angst vor Freiheitsverlust und meine Sucht nach Abwechslung kommt und versuche, auf meine Freundin einzugehen und sie zu verstehen. Ich erkläre ihr, was mir wichtig ist, was ich tue und was nicht. Früher bin ich einfach ausgebrochen und habe Scheiße gebaut.«

Alle Arten von Ängsten sind nach Riemann auf Varianten dieser vier Grundängste zurückzuführen. Wir alle haben und kennen sie und müssen sie als bedeutsam für unsere reifende Entwicklung erkennen. Wollen wir sie umgehen, bezahlen wir mit vielen kleinen und banal wirkenden Ängsten. In Beziehungen finden sich sehr oft gegensätzliche Persönlichkeiten zusammen und üben eine große Anziehung aufeinander aus. Schließlich fasziniert es uns, wenn ein anderer das überzeugend vorlebt, was wir selbst auch in uns als Möglichkeit erahnen, jedoch unterdrücken, nicht zu leben gelernt haben oder nicht leben durften. Der Gegenpart verspricht uns einen Weg zu einer Ganzheit, zu einer Vollständigkeit, die uns aus unserer Begrenztheit befreien könnte. Das macht einen Teil der geschlechtlichen Faszination aus.

Einer, der die Nähe sucht und braucht, um sich geborgen zu fühlen, wird sich stark vom Unabhängigkeitsstreben des anderen als selbst nicht gelebte Seite angezogen fühlen, die ihm imponiert und gleichzeitig Angst macht. Diesem wiederum gefällt die Fähigkeit zu Nähe und Geborgenheit des anderen und zieht ihn insgeheim an, solange er einem nur ja nicht zu nahe kommt. In dieser Anziehung kann eine Chance für eine solche Ergänzung liegen, aber nur dann, wenn wir das Anderssein des Gegentypen annehmen lernen, ihn ernst nehmen, verstehen wollen und dadurch selbst dazulernen und nicht aus Angst unsere eigene Struktur verhärten oder vor lauter »es dem anderen recht machen wollen« uns quasi auflösen. In der Realität versucht jeder, den andern sich selbst ähnlich zu machen und auf seine Seite zu ziehen. Dadurch geht nicht nur die schöpferische Spannung verloren, sondern es entstehen auch erbitterte Kämpfe, die andere Form der Angst wird verstärkt, und das Paar driftet dramabegleitet auseinander. In extremer Ausprägung wird das Anderssein nicht als Faszination, sondern als Beunruhigung oder Befremdung empfunden. Die eigene, dadurch übersteigerte Angst braucht daher zuweilen ein Abschirmen des Gegenübers. Das sind bekannte »Kreisläufe der Liebe«.

Wir sorgen oftmals für ein dramatisches Geschehen in der Beziehung, damit wir uns nicht langweilen und das Gefühl bewahren, richtig am Leben teilzuhaben. Statt all diese Energie in die kreative Gestaltung des Lebens und die Lösung von Problemen zu setzen, heizen wir Machtkämpfe und andere Situationen an, um uns lebendig zu fühlen. Doch in Wirklichkeit sollten wir lernen, uns mehr zu spüren. Damit das Ganze nicht von einem Fiasko ins nächste führt, zu Verletzungen, Hass, Abgebrühtheit und Kälte, gilt es, der eigenen Wahrheit ins Auge zu blicken, ihr zum Durchbruch und damit der Liebe zum Sieg zu verhelfen. Das macht eine offene und wertschätzende Beziehung erst möglich und steht nur scheinbar an ihrem Beginn. Allzu rasche Trennungen und die mangelnde Bereitschaft, in die Tiefe der eigenen Wahrheit zu gehen, nimmt einem die Chance, sich und den anderen wirklich zu verstehen. Und sich weiterzuentwickeln.

Eine Liebesbeziehung kann enorme Entwicklungsschritte ermöglichen. Auf ähnliche Weise schaffen das übrigens Kinder, die unser eigenes Verhalten spiegeln. Als Symptomträger legen sie alle möglichen und unmöglichen Verhaltensweisen an den Tag und machen es uns durch ihre unterschiedlichen Anlagen leichter oder schwerer, sie zu lieben, wie sie sind. Sie erwischen uns an unseren wunden Punkten und geben uns so die Gelegenheit, uns mit ihnen weiterzuentwickeln. Unsere Kinder (und unsere Partnerin) geben uns die Chance, uns zu erkennen und uns zu unserem Besseren zu verändern. Kinder prüfen uns auf Herz und Nieren, zwingen uns, Farbe zu bekennen, und akzeptieren uns gleichzeitig so, wie wir sind. Sie zeigen uns, was bedingungslose Liebe bedeutet. Dabei machen sie keinen Unterschied zwischen Mama und Papa.

Wo erkennen Sie sich wieder? Welche Angst steuert Sie am stärksten? Was verstellt in Ihrer Beziehung den Weg zu mehr liebevoller Offenheit gegenüber Ihrer Partnerin?

Welcome to my Truth Part 2

Krise im Hause des Männerberaters

Viele Jahre lief alles scheinbar richtig gut. Ich fühlte mich privilegiert. Verliebt, verlobt, verheiratet. Wunschtochter. Wunschsohn. Haus bauen. Neue berufliche Perspektiven, dazwischen emotionale Hochs und Tiefs und nicht immer leichte, aber gemeinsame Entscheidungen – sich aufeinander einstellen, alles bereden, richtig machen wollen, viel Harmonie, sich selbst in den Dienst der Sache und des anderen stellen.

Es war kein Kreislauf aus gegenseitigen Vorwürfen, der meine Frau und mich auseinander zwang. Es war paradoxerweise zu viel Nähe, ein Verschmolzensein, was uns zunehmend im Weg stand und die Luft dünn werden ließ. Im Mittelpunkt standen der jeweils andere und dessen Bedürfnisse. Dazu kamen die Verantwortung und ein weiteres, Aufmerksamkeit forderndes Zentrum durch die Kinder und unsere Familien. Der Versuch, über das Glücklichmachen des anderen die eigenen Bedürfnisse nach Liebe und Anerkennung zu stillen, misslang zunehmend. Wir stülpten verlustangstbehaftet die Harmoniedecke über unsere Beziehung und erkannten erst nach und nach, wie neben der lichtvollen Seite aus Liebe, Zweisamkeit, Leichtigkeit, Spaß, Geborgenheit und Nähe auch eine Schattenseite existierte. Sie bestand aus nicht erkannten, nicht gelebten, nicht wahrgenommenen eigenen Gefühlen und Bedürfnissen, aus in die Beziehung mitgebrachten Prägungen, Mustern und Erfahrungen. Zwischen uns baute sich ein Widerstand auf, der nur schwer zu greifen war. Auch wenn wir uns immer noch aneinander festhielten, drückte diese Nähe und verlangte insgeheim nach Aufbruch, Wahrheit und Freiheit, nach einem Sprengen der zu engen Grenzen, nach Klarheit, nach Risiko, Abenteuer und tatsächlicher Angstfreiheit.

Die Angst davor war riesig. Unaufhaltsam wuchs dieses Gefühlsdurcheinander immer weiter an und machte sich zunehmend durch Sprachlosigkeit und Druck bemerkbar, bis wir dem Ganzen irgendwann ins Auge schauen mussten, weil unübersehbar war, was wir lange nicht sehen wollten; weil wir nichts mehr essen und nicht mehr wirklich miteinander reden konnten. Es war klar, dass wir etwas ändern mussten, weil wir uns in einer Sackgasse befanden. Irgendwann begann – ja, auch im Hause des Männerberaters war es zuerst die Frau, die sich mit ihren wahren Gefühlen mitteilte – eine tränenreiche und gleichzeitig erleichternde Zeit. Die Offenheit der nun beginnenden Gespräche, so schmerzvoll sie auch waren, war gut und richtig und brachte das zu Tage, was wir ohnehin schon lange spürten, ohne es wahrhaben zu wollen. Das war ein erster schmerzvoller und erleichternder Sieg der Wahrheit. Wir wurden dadurch wieder ein Stück mehr wir selbst, waren ehrlich und konnten vorwurfsfrei betrauern, was gerade geschah. Das alles ermöglichte uns, einen Selbstwerdungsprozess (ein schönes Wort für eine so schmerzhafte Krise) in Gang zu bringen, den wir trotz aller Ängste und leidvoller Momente so gestalten konnten, dass wir und unsere Kinder daran nicht zerbrachen, sondern daran sogar wachsen konnten. Dafür brauchte es genau das, was wir zutiefst vermeiden wollten: die Trennung.

Dass es trotz allem auch gut war, wie es war, dass es insgesamt wieder besser werden würde und in die richtige Richtung, nämlich zu uns selbst, führen würde, spürten wir von Anfang an. Aber das schreibt und liest sich jetzt so klar, ansprechend und überlegt. In Wahrheit war es ein Überlebenskampf, wie ihn sehr viele Menschen in irgendeiner Form einmal erleben und durchleben müssen, denn bestimmte Veränderungen verlangen uns eben alles ab. Es war ein Gefühl, langsam dahinzusterben. Gleichzeitig war da ein Gefühl, als ob jemand, der einem sehr nahe ist, viel zu früh stirbt, und als ob dieser Verstorbene einem auch noch jeden Tag erscheinen würde und man daher nicht wirklich abschließen kann; schließlich hat man gemeinsame Kinder und die Beziehung als Eltern geht somit weiter. Es fühlte sich an, als ob eine Vorstellung vom Leben stirbt, die man nicht hergeben will und ohne die die Zukunft völlig unsicher erscheint.

Durch den Verlust meines Bruders als Jugendlicher hatte ich mit einer derartigen Situation, einem existenziellen Verlust, bereits Erfahrung. Sie half mir, nicht zu sehr gegen etwas anzukämpfen, was nicht verändert werden kann, sondern es anzunehmen, so gut es eben ging. Gleichzeitig wurden meine alten, längst überwunden geglaubten Gefühle von damals noch einmal hochgespült. Auch wenn ich es noch nicht richtig fühlen konnte, so wusste ich doch, dass dieser »Tod«, diese Krise, die Kraft hatte, alte und neue Wunden zu heilen. Sie wirkte verwirrend und transformierend. Und jeden Tag ging die Sonne wieder auf. Gleichzeitig nahm ich meine Umwelt neu wahr und beobachtete, dass auch andere Ehen, die scheinbar besten Ehen, an ihre Grenzen und den Abgrund kamen. Nicht nur wir wurden gezwungen, hinzuschauen und alles auszusortieren, was nicht echt und wahr war. Ich wollte mich und die Liebe zu dieser Frau nicht einfach zerstören und musste gleichzeitig lernen, mir mein Leben ohne sie einzurichten, und es ohne sie planen. Damals schien mir das kaum zu bewältigen. Gott sei Dank konnte ich immer wieder irgendwie mit meiner Hilflosigkeit umgehen und musste nicht zerstörerisch gegen sie oder mich selbst vorgehen, wie ich es so oft in der Männerberatung erlebt hatte. Mir war die Verantwortung für meine Kinder bewusst, und nicht nur für die beiden wollte ich durch diese Zeit möglichst unbeschadet gehen. Das war ich auch mir selbst schuldig und der so langen, so guten Zeit mit meiner Frau.

Ich entschied mich (immer wieder aufs Neue), loszulassen und zu vertrauen, dass für mich, für meine Frau und die Kinder das Richtige kommen würde. Ich wollte lernen, gefühlsmäßig unabhängiger zu werden, meinen Gefühlen treu zu bleiben, offen zu sein für das, was vor mir lag, und so immer wieder zu neuen Entscheidungen zu kommen. Ich bemerkte auch das Bestreben auf der anderen Seite, dass auch meine Frau nicht leichtfertig alles hinschmiss, selbst ihren eigenen Weg bestritt, auf ihre Weise litt und ihr Bestes gab. Ich musste lernen, Abschied zu nehmen von alten Verstrickungen, die nicht hilfreich waren, nicht mehr für meine Frau zu denken und zu handeln, sondern mich um mich selbst zu kümmern. Für mich war das eine Knochenarbeit. Ich machte eine geführte Meditation, in der es darum gehen sollte, die Beziehung zur Ex-Partnerin zu klären. Ich erinnere mich noch genau, wie ich schon bei der Einleitung stockte und Angst davor hatte, sämtliche Versprechen und gegenseitigen Verstrickungen tatsächlich loszulassen. Doch nach und nach fühlte ich mich zunehmend freier. Eine erzwungene, auf Verlustangst basierende Beziehung wollte ich nicht mehr führen.

In schweren Momenten des ungewohnten Alleinseins wusste ich gute Freunde, schlaue Bücher und professionelle Berater an meiner Seite; schließlich galt es zu lernen, schädliche Muster zu erkennen und vor allem auch die eigenen, verborgenen Wünsche zu ergründen. Das war für mich die große Chance zu erkennen, was ich für mich selbst wirklich wollte. Ich wollte raus aus meinem Opfertum und schlechtem Gewissen, raus, alle beglücken und es allen recht machen zu wollen, und rein in mein eigenes Leben. Oft schrieb ich meine Gefühle auf und richtete damit meinen Blick nach innen, fand Ruhe zum Nachdenken und erkannte, dass sich die meisten meiner Sorgen um Zukunftsängste oder verklärte Gedanken an die Vergangenheit drehten. Ich begriff, dass es letztlich um die Gegenwart ging, die ich beeinflussen konnte. So fand ich zu Klarheit über die aktuelle Situation und dem Wissen, dass sie sich bald wieder anders anfühlen würde.

Jetzt hieß es für mich also, selbst zu leben, womit ich mich seit vielen Jahren beruflich und aus privatem Interesse beschäftigt hatte; all das war mir natürlich auch bis dahin schon hilfreich, aber die Tiefe und Tragweite erschloss sich mir erst jetzt so richtig. Meine Frau und ich hatten uns zuvor schon viel mit uns selbst und, sagen wir, dem Menschsein an sich (gefällt mir hier besser als das Wort »Persönlichkeitsentwicklung«) beschäftigt. Das brachte uns in vielem weiter, doch die Schattenseiten unserer Beziehung wollten wir lange nicht wahrhaben. Wir waren wohl auch von unserem Perfektionismus und davon, uns optimieren zu wollen, getrieben. Wir sahen eine Welt voller scheinbar unreflektierter, funktionierender Menschen und wollten anders sein: bewusster, gleichberechtigter, lebendiger, und bloß kein langweiliges Standardleben führen. Vieles davon ist uns auch gelungen. Und doch zwangen uns die Aspekte unserer Beziehung und unserer Persönlichkeiten, die wir ausblendeten, letztendlich in die Knie. Das Leben hat auch für diese Art der Überheblichkeit den geeigneten und gut gemeinten Arschtritt parat. Heute kann ich darüber lachen, wie standardisiert unser Leben und unsere Krise trotz aller Bemühungen verliefen. Als sämtliche selbstgesteckten Aufgaben eines scheinbar perfekten Lebens fertiggestellt waren, das Haus seine wirklich phänomenale Holzterrasse hatte und damit auch der letzte Baustein des Puzzles eingefügt war, ging es so richtig los mit unserer Krise, und es war zu erkennen, dass ein makelloses Haus nicht automatisch inneres Glück bedeutet. Noch immer wollte ich es nicht wirklich wahrhaben, kümmerte mich um meine zunehmend unzufrieden werdende Frau, die ihr Unglück zumindest rausließ, aber auch nicht glauben wollte, dass sich da etwas zusammenbraute, das wir erst einmal nicht mehr in den Griff bekommen sollten. Meine Hilflosigkeit und meinen Anteil daran erkannte ich nicht. Ich konnte an der Situation nichts richtig ändern.

Mein Wissen aus der Männerberatung konnte die Krise zwar nicht verhindern, doch sie half mir ganz entscheidend bei ihrer Bewältigung. Ich erkannte, dass sich bestimmte Entwicklungen nicht verhindern lassen, profitierte jedoch von den unzähligen Geschichten der Männer, die sich mir in Gruppen und Beratungsgesprächen anvertraut hatten. Durch meine Arbeit hatte ich einen Fundus aus gelungenen Bewältigungsmaßnahmen und krass misslungenen Fehlschlägen, aus Flucht, Angriff, Krieg und harmoniegetränktem, unechtem Frieden, aus Gewalt, unaufhörlichen Kämpfen ums Rechthaben, aus Heimzahlen-Wollen, oft auf Kosten der Kinder, aus Ohnmacht und depressiver Hilflosigkeit, aus Abhängigkeit und Nicht-voneinander-Loskommen trotz aller Schwierigkeiten. Diese Geschichten gaben mir Anhalts- und Orientierungspunkte.

Nicht, dass sich die eigene Verzweiflung deshalb weniger stark angefühlt hatte, nicht, dass ich meine eigenen Verhaltensweisen leichter ablegen konnte. Aber ich wusste um deren Bedeutung. Und ich kannte so etwas wie einen möglichen Weg, den ich finden müsste und den ich gehen wollte. Jetzt verstand ich nicht nur mein Beratungsgegenüber viel besser und erkannte, wie ohnmächtig sich so eine Situation tatsächlich anfühlt, ich war nicht nur mitfühlender und verständnisvoller, ich begriff auch, dass scheinbar alle Menschen, die nicht wegschauen, irgendwann in ihrem Leben durch derartige Krisen gehen müssen. Ich verstand, wie gut es ihnen tut, ein Gegenüber zu haben, das sie ernst nimmt und ihnen einen Spiegel vorhält. Ich lernte bei mir selbst und durch die vielen Beratungsgespräche so etwas wie den tieferen Sinn solcher Krisen immer genauer kennen und bin dankbar, dass ich damit vielen Männern wieder auf die Füße und in ein selbstbestimmtes, glücklicheres Leben verhelfen kann.

Ich entschied mich, dieses Buch zu schreiben, um selbst weiter voranzukommen und den Kreis zu schließen, der durch die Krise und die Trennung aufgerissen worden war. Ich will mir selbst klarer werden und zum Ausdruck bringen, welche Faktoren es waren, die mir geholfen haben, die mich gestärkt und mich selbstbewusster werden haben lassen und dazu geführt haben, dass ich mehr zu dem geworden bin, der ich wirklich bin, und dass ich mich und meine Beziehungen besser verstanden habe. Außerdem will ich erzählen, warum ich dankbar für den Mut meiner Frau und für ihre Ehrlichkeit bin und was uns beiden beides ermöglichte, was mich berührbar und offen bleiben ließ, was mir in dieser schweren Zeit geholfen hat, an mich zu glauben und den Sinn des Ganzen zu erkennen; was es mir ermöglichte, in den Momenten voller Unsicherheit, Schwere, Antriebslosigkeit, Verzweiflung und Groll einen Weg zu finden, der mich nicht nur weiterleben, sondern weiterlieben ließ und der mir aufzeigte, wie es einmal sein könnte und wo ich selbst hinwollte.

Ob wir nun an zu viel Distanz, an Kontakt- und Lieblosigkeit oder an distanzloser Verschmelzung und seiner besonderen Bürde leiden, ist weniger entscheidend für die Grundprinzipien, die für alle Beziehungen gelten, und für die Erkenntnis, die wir aus diesen Beziehungen gewinnen können – wenn wir uns aufmachen, sie zu erkunden und im echten Leben umzusetzen versuchen. Letztlich ist die wichtigste Frage jene, wie gut wir selbst in dem sind, was wir uns von der Partnerin wünschen. Wir müssen erkennen, wie tiefgreifend wir unser Leben und unsere Beziehungen selbst gestalten können. Das benötigt Durchhaltevermögen und Lust auf die Expedition zu sich selbst. Es hilft nicht, die anderen »gestalten« zu wollen, wir müssen bei uns selbst beginnen.

Um als Paar im Universum der Möglichkeiten – trotz aller Hilflosigkeit, die sich immer wieder bemerkbar macht – die abenteuerlichen Aufgaben einer Mission zum Beziehungsplaneten möglichst gut bewerkstelligen zu können, braucht es eine gute Versorgung mit Wissen von der Bodenstation. Außerdem braucht es regelmäßige Bewusstseins-Checks über deren Umsetzung, die, als wesentlicher Teil einer gelingenden Paarbeziehung, zu zündenden Gefühlstriebwerken werden. Regelmäßig müssen sie deshalb sein, weil wir dieses Know-how als Kinder zu wenig vermittelt bekommen haben, weil uns die Alltagswirren nur allzu leicht die Zuleitung für den Treibstoff verstopfen und weil wir selbst uns ebenso ständig verändern wie unsere Beziehungen.

Was nun folgt, sind die Grundprinzipien, die wir auf dem Weg zu einer reifen, offenherzigen und liebevollen Beziehung, die uns Nähe und Freiheit schenkt, kennen und beachten sollten.

Selfness

Unsere Beziehungsgrundpfeiler

An dieser Stelle will ich den kurzen Tanzfilm *Selfness* der Filmemacherin und Schauspielerin Isis Masoud empfehlen. Angetrieben vom Song *Tremors* des Musikers Sohn, zeigt er mittels eines tanzenden Paars, wie wir einander in Beziehungen spiegeln. Im Song geht es darum, wie belastend sich das nicht Ausgesprochene auf die Beziehung auswirkt. Beide Partner wünschen sich mehr Offenheit voneinander.

Selfness, als Begriff bereits 2004 durch den Zukunftsforscher Matthias Horx geprägt, beinhaltet, wie wichtig es ist, sich um sein eigenes Wohlbefinden zu kümmern, es nicht zu delegieren und damit an andere auszulagern. Horx erkannte schon früh, dass es im unruhigen gesellschaftlichen Krisengefühl unserer Tage längst nicht mehr nur um »Wellness« im Sinne von Wohlfühlen geht, sondern darum, mehr Eigenkompetenz zu erlangen. Es war und ist auch heute noch vielerorts gang und gäbe, sein Glück, seine körperliche und seelische Gesundheit, in die Hände eines anderen zu übergeben, damit er einen glücklich, entspannt, fit und gesund machen möge. Heutzutage wird vielen von uns allerdings zunehmend klarer, dass wir uns selbst mehr um uns, unser Leben, unsere Gesundheit und unsere Beziehungen kümmern sollten, weil keiner so gut über unser Wohlbefinden Bescheid wissen kann wie wir selbst. Doch der Weg, sich vom passiven »Wellness« in einen Selbstoptimierungswahn zu begeben, erfasst nicht, was »Selfness« tatsächlich meint. Selfness beinhaltet das alte Wissen über das Menschsein und die großen philosophischen Fragen des Lebens: Wer bin ich? Was macht mich aus? Was hält mich im Innersten zusammen? Wofür bin ich auf dieser Welt?

Gesellschaftlich betrachtet, kommen wir aus einer starken, zwischenmenschlichen Abhängigkeit, einer engen Vergemeinschaftung, einer Dominanz an Normen und Wertvorstellungen gegenüber individuellen Befindlichkeiten. Als Einzelner seinen Weg nach der inneren Stimme zu gehen, und ganz besonders als Einzelne, war nur schwer möglich, und wenn es doch jemand wagte, dann meist nur mit heftigen Konsequenzen durch die Umwelt. Außerdem: Wer hört schon auf seine innere Stimme, wenn er ums Überleben zu kämpfen, sich gefälligst zusammenzureißen und zu gehorchen hat? Ab den 60er-Jahren des vorigen Jahrhunderts waren einige Jahrzehnte vom Aufbrechen dieser Enge gekennzeichnet, von einem starken Individualisierungsdrang, vom Sprengen traditioneller Rollenzuschreibungen, vom Abstreifen und Zerfall vieler Normen und Werte. Die Tendenz ging weg vom notgedrungenen Zusammenhalt einer Gemeinschaft mit ihren engen moralischen Vorstellungen, weg von der klassisch patriarchalen Ehe, weg von der Großfamilienstruktur, die früher das Überleben sicherte und nun zu eng wurde. Aufbruch, Freiheitsdrang, Sinnsuche und eine gewisse Verlorenheit waren Kennzeichen dieser Zeit. Heute sind wieder gegenteilige Tendenzen erkennbar, wird die Bedeutung der Gruppe, des Zusammenhalts, des Mehrwerts von Gemeinschaft wieder mehr erkannt und betont, allerdings in neuer, freierer Form. Es gibt aber auch wieder laute, rückwärtsgewandte Rufe nach mehr Begrenztheit und einem mächtigen Mann, der sagt, wo es langgeht. Freiheit geht für viele Menschen mit Angst und Orientierungsverlust einher, die sie nicht in sich selbst und damit, sich mit ihren Beziehungen auseinanderzusetzen, zu beheben versuchen, sondern mit von außen aufgedrückten, Enge erzeugenden Normen.

Sowohl individuell als auch gesellschaftlich gesehen geht es immer wieder um einen Ausgleich, um ein Sowohl-als-Auch von Individuum und Gemeinschaft, von eigenen Bedürfnissen und denen der anderen, von individueller Freiheit und Aufeinander-bezogen-Sein, von Nähe und Distanz, von den eigenen Vorstellungen und den Sichtweisen der anderen, von Freiheit und der Anerkennung von Grenzen. Der Mensch als soziales Wesen braucht ein Gegenüber, einen Bezugspunkt, um sich selbst besser erkennen und so seinen Weg zu einem eigenen Ganzen beschreiten zu können. Um vom Gegenüber anerkannt und geliebt zu werden, passen wir uns an und machen anderen etwas vor. Damit entsteht ein Spannungsfeld aus eigener innerer Wahrheit, der eigenen wirklichen Tiefe und der sichtbaren Oberfläche, dem Vorgespielten. Anhand dieses Spannungsfeldes können wir uns entwickeln, können wir die Trennung zwischen Oberfläche und Tiefgang zunehmend aufheben und den Moment wahrhaftig leben. So können wir zu dem werden, der wir wirklich sind. Vielleicht ist das unser aller Lebensaufgabe.

Eine Liebesbeziehung hält beide Seiten bereit: Das Aufeinander-bezogen-Sein, die Verschmelzung oder die »unbewusste Vermischung«, die »Unabgetrenntheit«, wie der Psychoanalytiker C. G. Jung sie bezeichnet hat, von der ein Zwang ausgeht, so zu sein und zu handeln, wie man selbst nicht ist. In diesem Zustand kann man weder damit übereinstimmen noch wirklich Verantwortung für das eigene Handeln übernehmen. Ohne diese Bezogenheit auf den anderen, ohne diese Vermischung, kann man allerdings kaum ein echtes, tiefes Gefühl dafür entwickeln, wie man selbst tatsächlich ist, was einen selbst ausmacht. Das bringt wiederum ein Verlorensein ohne selbstbestimmende Orientierungspunkte mit sich, die oftmals mit psychischen Erkrankungen einhergehen. Diese Verlorenheit im zwischenmenschlichen Umgang ist auch ein Zeichen unserer Zeit, die ihre Mischung aus Nähe und Distanz, aus Grenzen, klaren Vorgaben und individueller Freiheit nicht so richtig findet. Der Prozess der Selbstwerdung beinhaltet also die zunehmende Entfaltung der eigenen Anlagen, Fähigkeiten, Wünsche und Möglichkeiten. Durch das zunehmende Bewusstwerden der Momente von Übereinstimmung und Widerspruch mit sich und dem Umfeld kann man sich weiterentwickeln und sich selbst als etwas Eigenes und Einmaliges erkennen und verwirklichen. Eine gelungene Selbstwerdung setzt somit Beziehungserfahrungen voraus, genauso wie eine gelungene Beziehung die Möglichkeit der freien Selbstwerdung verlangt. Das eine darf das andere nicht unterdrücken.

Selbstwerdung braucht Beziehung und Beziehung braucht Selbstwerdung. Es ist schön und bisweilen schmerzhaft, wie man sich selbst durch die Interaktion mit anderen besser kennenlernen kann. Ein ganz besonderes Gegenüber, das einem bei der Selbstwerdung entscheidend weiterhelfen kann, ist die Partnerin oder der Partner in einer Liebesbeziehung. Das ist womöglich die größte Lernchance, die uns das Leben zu bieten hat – wenn wir uns dafür öffnen. »Jedes Mal, nachdem es Streit zwischen uns gab, versuchte ich verzweifelt, meiner Partnerin nahe zu sein«, erzählte mir ein Mann Anfang 50. »Ich bin ihr nachgefahren, habe ihr ständig Nachrichten geschickt, versucht, sie telefonisch zu erreichen, wollte mich unbedingt und schnellstmöglich mit ihr verabreden, um alles auszureden. Ich konnte mich nicht mehr auf meine Arbeit konzentrieren und hatte Panik, dass sie mich verlässt. Ich hatte mich selbst zum Kümmerling gemacht. Mittlerweile kenne und verstehe ich mich besser, bin bewusster und weniger ferngesteuert. Ein Streit stellt keine Katastrophe mehr für mich dar. Ich habe aufgehört, ihr nachzulaufen. Das tut mir gut, und das gefällt auch ihr.«

Unser Selbstempfinden entwickelt sich unser ganzes Leben lang, auch und vor allem in der gegenseitigen Beeinflussung mit den Menschen, die uns am nächsten stehen, ganz besonders in der Paarbeziehung. Der tägliche Umgang mit auftauchenden Problemen, die Auseinandersetzung mit ihnen, ob und wie wir sie reflektieren, verstehen und lösen lernen, prägt unser menschliches Selbst im Sinne der Koevolution. Wer eine gelungene Beziehung führen will, muss sich die Frage stellen, wie gut er selbst in dem ist, was er als das Ergebnis einer optimalen Beziehung sieht.

Eine Beziehung aus zunehmend sie selbst werdenden Individuen hält sicherlich die höchste Qualität bereit. Kompliziert? Wenn man nicht in Entweder-oder-Kategorien denkt, dann dürfte es nicht zu schwer zu verstehen sein, dass wir in einer Beziehung, mit Nähe und dem damit einhergehenden inneren Widerspruch, die eigene innere Wahrheit besser finden können als völlig allein. Dennoch braucht es viel Offenheit sich selbst gegenüber und Zeiten mit sich allein, um dieser Wahrheit zum Durchbruch verhelfen zu können. Selbstwerdung ist kein Wellness-Aufenthalt, braucht (innere) Aktivität, kein passives Leiden und Abwarten. Insofern ist uns allen zu wünschen, dass wir nach Nähe und Verschmelzung mit uns nahestehenden Menschen immer wieder auch das Alleinsein suchen, um uns wieder selbst zu finden. In diesem Prozess, in dem wir Nähe zulassen und Distanz aushalten, aus Verschmelzung und Trennung, können wir uns zunehmend einlassen, ohne uns selbst zu verlieren und aufzugeben. Paradiesische Beziehungsabenteuer wären dann garantiert, wenn wir unsere innere Wahrheit annehmen und leben könnten. Die Phasen des inneren oder äußeren Getrenntseins können ihren Schrecken verlieren, wenn wir uns der wichtigsten Aspekte einer Beziehung bewusst sind und diese zu leben lernen.

Selfness in einer Beziehung meint ein Bewusstsein über die eigene Rolle im Beziehungsschauspiel und um die Erkenntnis, dass wir selbst der Regisseur für unsere Figur sind. Damit nehmen wir wesentlichen Einfluss auf die Auswahl und den Verlauf des Stücks. Erfolg und Glück sind so zwar auch nicht immer garantiert, aber langfristig sichern wir uns damit ein wahrhaftiges und lebendiges (Liebes-)Leben. Der Weg zu einer gelungenen Beziehung geht über uns selbst.

Beziehungen können unsere Selbstwerdung positiv beeinflussen, wenn wir unser Verhalten und unsere Gefühle immer wieder anhand der folgenden Selfness-Kriterien überprüfen und danach ausrichten.

Selfness Part 1: Selbstverantwortung

Der Aufruf, sein Leben selbst in die Hand zu nehmen, war wohl noch nie verbreiteter als in unseren Tagen. Gleichzeitig herrscht ein kollektives Gefühl von Ohnmacht im globalen Zeitalter und seiner unendlich scheinenden Möglichkeiten. Insofern ist für die meisten Menschen der Gedanke, selbst dafür verantwortlich zu sein, wie man die eigenen Beziehungen gestaltet und erlebt, nichts wirklich Neues. Viele fühlen sich deshalb auch schuldig und unfähig, weil es nicht so richtig funktionieren will. Vor lauter Unübersichtlichkeit, Ausdifferenzierung und einem Alles-ist-möglich-Wahn wird in vielen westlichen Gesellschaften der Ruf nach einer starken, führenden Hand, die mit klaren Vorgaben Verantwortung übernimmt, wieder lauter.

Die klaren Rollenzuständigkeiten früherer Zeiten sind heute bereits aufgeweicht bis aufgelöst. Es ist Aushandlungssache, wie die Lebensgestaltung, der Alltag, der Haushalt, die Verantwortung für die Kinder, aufgeteilt werden. Wer übernimmt welchen Part, wer trägt wofür Verantwortung? Diese Fragen stellten sich lange Zeit nicht, denn es war klar, dass die Frau für »drinnen« und der Mann für »draußen« zuständig war. Ein Mann hatte nichts mit Fürsorge im Sinne von Beziehung und Erziehung zu tun, seine Aufgaben waren die finanzielle Sorge und seine körperliche Kraft einzusetzen. Zunehmend wurde das den Frauen zu eng. »Ich will die Hälfte der Welt«, forderte die deutsche Sängerin und Liedermacherin Ina Deter in ihrem gleichnamigen und in vielen weiteren Songs – und meinte damit dieselben Rechte als Frau in einer Beziehung, wie sie sich ein Mann damals ganz selbstverständlich herausnahm. Unvergessen ist auch ihre Hymne *Neue Männer braucht das Land* für Frauenselbstbestimmung in Beziehungs- und Sexualangelegenheiten.

Wie ist das nun in einer verschmolzenen Liebesbeziehung oder in einer langjährigen Ehe? Wer trägt die Verantwortung für die aufkommenden Gefühle, für Einsamkeit, Trauer, Wut oder gar Gewalt? Wer ist Täter, wer ist Opfer – und ist das immer so klar festzustellen? Bevor einem es das Leben nicht förmlich aufzwingt, will sich kaum jemand wirklich freiwillig und selbstmotiviert verändern und die volle Verantwortung für sein Erleben übernehmen. Daher beschäftigen wir uns oft mit dem Unvermögen, den Fehlern, den Schattenseiten, den schädlichen Mustern und Verhaltensweisen der anderen, haben viele Ausreden und Gründe dafür, warum es so ist, wie es ist; und warum die Verantwortung nicht (oder nur zu einem kleinen Teil) bei uns liegt. Oft bestätigt einen das Umfeld auch noch im eigenen Erleben und dem Unvermögen des anderen. Intellektuell wissen wir sehr viel, etwa, dass wir dem Ablauf einer Beziehung nicht hilflos ausgeliefert sind, sondern ihn gestalten und vieles zum Positiven verändern können. Das wissen wir, solange es uns gut geht, solange wir keinen Schmerz und keine Wut verspüren, solange wir keine Angst haben oder uns nicht hilflos fühlen.

»Als Paar leben, das klingt wirklich gut. Viel Zeit miteinander zu verbringen ist schön. Aber wo ist da noch Platz für das, was mir wichtig ist, auch wenn das für meine Partnerin keine Priorität hat? Noch dazu, wenn sie nicht versteht, warum ich etwas mache, noch dazu auf meine ganz eigene Art?«, fragte sich ein Mann Anfang 50. »Es ist für mich nicht leicht, von diesen ›Ich-Dingen‹, den Erlebnissen mit anderen Freunden und Freundinnen, zu erzählen. Gerade wenn mein Herz übergeht, wenn ich vor lauter Begeisterung ins Schwärmen komme und ich merke, wie sie dann plötzlich das Thema wechselt, zur Arbeitsaufteilung zwischen uns im Alltag, zu ihrer Sehnsucht, mehr gemeinsam zu machen, dann fühle ich mich nicht gesehen und verstanden. Ich merke aber auch, wie schwer es mir fällt, dann zu mir zu stehen, und innerlich gebe ich ihr die Schuld dafür, dass es mir nicht gut geht.«

Besonders in schmerzhaften Situationen geben wir gern die Verantwortung ab. Das erzeugt allerdings noch mehr Ohnmacht und Hilflosigkeit. So kann ein Teufelskreis entstehen, der im Extremfall bis zur Tötung oder Selbsttötung führen kann. Hat man keine klare 100 %-Haltung in Bezug auf seine eigene Verantwortung, ist das wie eine unsichere Hanglage oder eine ungünstige Bodenbeschaffenheit, auf der wegen der Gefahr des Abrutschens kein Haus gebaut werden sollte. Man bekommt einfach keinen festen Stand in der Beziehung, der Grundpfeiler findet keinen sicheren Boden. Gleich, mit wie viel Beton man ihn füttert, er wird nicht tragfähig. Gleichzeitig ist eine Beziehung kein Geschäft auf Halbe-halbe-Basis, bei dem man 50 % gibt und darauf wartet, dass der Partner seine 50 % gibt – damit beides zusammen 100 % ergibt. Da kann man unter Umständen lange warten, und man wird über kurz oder lang das Gefühl bekommen, der andere gibt nichts oder zu wenig, oder er will mit 150 % alles ausgleichen, was ihm mit der Zeit zu viel werden wird. Es geht darum, selbst 100 % zu geben – besonders in den Bereichen, in denen wir uns mehr von der Partnerin wünschen. Dann kann sich die Beziehung entwickeln.

Beinahe jede Liebesbeziehung geht nach der Phase der Verschmelzung, in der beide alles dafür tun, um den anderen für sich zu gewinnen und die Wünsche des Gegenübers zu erfüllen, dazu über, dass sich die Partner füreinander verantwortlich fühlen. Das bedeutet, dass sie sich gegenseitig verantwortlich machen: für ihre Bedürfnisse, ihre Gefühle, ihr (Er-)Leben. Sie fühlt sich verantwortlich, dafür zu sorgen, dass es ihm gut geht. Er fühlt sich ebenso verantwortlich dafür, dass es ihr gut geht. Vordergründig scheint sich eine gute Beziehung im Ausgleich aus Geben und Nehmen auf den unterschiedlichsten Ebenen zu definieren. So fühlt sich ein liebender Mensch dazu berufen, für den anderen das zu tun und ihm das zu geben, von dem er glaubt, dass es ihn glücklich macht. In vielen Beziehungen geht es also darum, über den Umweg des anderen zum eigenen Glück zu kommen. In Wahrheit liegt damit der Beziehung ein unausgesprochenes Abkommen zugrunde: Ich mache dich glücklich, dann machst du mich glücklich. Oder, noch etwas aufopfernder: Ich mache dich glücklich, und es macht mich glücklich, dich glücklich zu sehen, und ich erhoffe mir insgeheim, dass, wenn du durch mich glücklich geworden bist, du mich auch glücklich machen willst.

Da die Sprache der Liebe und die Verhaltensweisen von Mensch zu Mensch recht unterschiedlich sind, kommen die Versuche, den anderen glücklich machen zu wollen und sich für ihn verantwortlich zu fühlen, beim anderen oft gar nicht als solches an – schließlich wissen wir in der Regel viel zu wenig über die wahren Bedürfnisse des anderen. Außerdem spürt der Partner meist intuitiv die wahre, nämlich eher bedürfnisorientierte Grundmotivation des anderen und fühlt sich (meist zu Recht) schon nach kurzer Zeit manipuliert. Denn wer gibt und sich gleichzeitig verletzt fühlt, gibt, um zu nehmen. Als Konsequenz aus diesen Verwicklungen kommt es meist zu Enttäuschungen, Verletzungen, Schuldgefühlen und gegenseitigen Vorwürfen. Es wird innerlich aufgerechnet, was an Investment in die Beziehung eingebracht wurde und was dafür bisher zurückgekommen ist. Kommt weniger, als gefühlt gegeben wurde, ist das auf Dauer unbefriedigend.

Vor allem aber lähmt es, derart auf den anderen ausgerichtet und von ihm – bezogen auf das eigene Glück – abhängig zu sein.

Männer entwickeln in dieser Dynamik automatisch eine Abneigung gegenüber der Partnerin; sie wird als überlegen empfunden, und ihr Gefühl wendet sich am Ende gegen sie. Außerdem verlieren sie ihre Kraft und ihren Glauben, selbst etwas verändern zu können. Es gilt zu erkennen, dass es nicht die Aufgabe der Partnerin ist, ihre Bedürfnisse zu befriedigen. Die eigene, hundertprozentige Verantwortung für das Erleben der eigenen Wirklichkeit, für das eigene Glück und das eigene Verhalten zu übernehmen, sich selbst und die Partnerin aus dieser Bringschuld zu entlassen, erscheint als einziger Ausweg. Nur wer selbst dafür sorgen kann, was ihn zufrieden macht, kann ohne Erwartung geben. Diese Grundwahrheit soll als Richtschnur auf dem Weg zu sich selbst und eine gelungene Beziehung dienen, nicht als zu erreichende Norm. Für das Denken, Fühlen und Handeln eines anderen erwachsenen Menschen kann man keine Verantwortung übernehmen – und trotzdem machen wir es ständig, besonders in Liebesbeziehungen. Wir interpretieren einen Blick des anderen, und schon geht das innere Spiel los; wir versuchen, auf eine bestimmte Art zu reagieren, wir interpretieren die gewünschten Kriterien und agieren dementsprechend, wir manipulieren bewusst oder unbewusst, was das Zeug hält. Das lähmt, macht abhängig, patzig, unsicher oder abgebrüht und ist auf Dauer überhaupt nicht sexy.

Durch gelebte Selbstverantwortung können wir natürlich nicht auf Knopfdruck eine perfekte Beziehung erschaffen; doch mit diesem Bewusstsein haben wir die Möglichkeit, aus diesem unausgesprochenen, unheilvollen Pakt auszusteigen und eine zunehmend lebendige, eine erwachsene, eine ehrliche und vor allem eine kraftvolle Partnerschaft einzugehen, in der jeder selbst Verantwortung für das Erleben seiner Wirklichkeit übernimmt und gut für die eigenen Bedürfnisse zu sorgen weiß. Die tieferen, wahren Bedürfnisse müssen allerdings zuerst ins Bewusstsein kommen und deren Hintergründe besser verstanden werden. Hinter dem Wunsch, den Partner oder die Partnerin zu kontrollieren und ihn oder sie in eine gewünschte Richtung manipulieren zu wollen, steckt in der Regel Angst: Angst vor Verlust, vor Veränderung, vor dem Wandel des Lebens. Die Partnerin in die Eigenverantwortung zu entlassen hilft, sie wahrzunehmen und damit auch die Angst zunehmend loszuwerden.

Gerade im rasch dahinziehenden Alltag einer Beziehung sind wir besonders gefährdet, nicht selbstverantwortlich zu denken, zu fühlen und zu handeln. Wir sind nicht in Tuchfühlung mit uns selbst. Selbstverantwortung setzt voraus, dass wir uns spüren, dass wir uns selbst nahe sind. Einerseits wollen wir über unser Leben selbst bestimmen, neigen aber gleichzeitig dazu, uns in die Verantwortungsbereiche von anderen (gedanklich oder faktisch) einzumischen. Oder wir gestatten anderen, sich in unsere Dinge einzumischen. Wenn wir keine Verantwortung für uns selbst übernehmen, kann es uns passieren, dass wir uns selbst gegenüber auf Distanz gehen und damit noch gefährdeter sind, uns bei anderen einzuloggen – obwohl es uns nichts angeht, wie gut gemeint auch immer es sein mag. »Als ich aufgehört habe – zumindest fast –, meine Frau dafür zu kritisieren, wie sie manchmal mit den Kindern umgeht, ist irgendetwas anders geworden. Ich habe sie nicht mehr offen kritisiert, sondern nur mehr innerlich, und trotzdem einen leisen Groll nach außen gekehrt. Bei meinen Freunden habe ich dann schon geklagt. Bis mir ein Psychologe, er war Männerberater, eindringlich gesagt hat: ›Die Mutter Ihrer Kinder zu kritisieren verunsichert Ihre Kinder.‹ Er wurde noch deutlicher: ›Es schadet den Kindern und schwächt Sie als Eltern und Ihre Stärke als Erziehende.‹ Hören wollte ich das nicht, aber es hat mich und unsere Beziehung letztlich verändert. Ich merke: Ich bin weicher, versöhnlicher und nachsichtiger geworden.«

Selbstverantwortung übernehmen zu müssen klingt schwer, anstrengend, nach einem Kraftakt, in dem man sich durchbeißen und alle Schuld auf sich nehmen muss. Doch das ist ein Irrtum. Selbstverantwortung geht am besten und ohne Kampf und Krampf, wenn wir uns mit uns selbst verbinden; wenn wir uns in Liebe dem öffnen, was ist. Selbstverantwortung heißt, sich selbst zu spüren, sich selbst richtig gut zuzuhören, in sich hineinzuhorchen. Das ist nicht immer einfach, und das wollen viele auch nur, wenn sie zu hören bekommen, was sie hören wollen – und nicht, wenn sie zu hören bekommen, was eben nun einmal tatsächlich da ist. Das bedeutet, dass Selbstverantwortung danach verlangt, sich selbst dem auszusetzen, was gerade ist, und nicht nur dem, was unseren vorgefertigten Vorstellungen vom Leben entspricht. Es wäre die Aufgabe des Lebens, uns von unseren Konzepten abzubringen, uns durchlässig zu machen für unsere Wahrnehmungen: Ob sie uns passen oder nicht, sie sind nicht umsonst da.

Ein selbstverantwortlicher Mensch ist also kein strukturierter, zäher und stressgeplagter Manager, der sich ausgesetzt, fremdbestimmt und gleichzeitig durchsetzungsstark erlebt, sondern es ist ein Mensch, der durchlässig ist und seinen Gefühlen entsprechend im Einklang mit sich selbst handelt.

Selfness Part 2: Selbstwahrnehmung

Wie gut nehmen wir Männer uns in einer Beziehung selbst wahr? Auf wen ist unser Blick in einer Beziehung gerichtet? Genau: meist auf die Partnerin. Wer darauf achtet, dem wird auffallen, dass er sich selbst im Beisammensein mit der Partnerin immer wieder einmal anders verhält. Gerade wenn eine Beziehung nicht harmonisch läuft, drehen sich der Großteil der Gedanken und Gefühle um sie. Auch viele Paare, die sich zunehmend aus dem Weg gehen, bei denen Routine, Gewohnheit und Kälte mehr regieren, als aufeinander zuzugehen, schielen meist ständig auf das Verhalten, die Reaktionen und die Verfassung des anderen oder müssen sich anstrengen, selbst nicht zu viel von sich zu zeigen.

Viele Menschen haben bereits als Kinder gelernt, ihre Antennen zunehmend nach außen zu richten, um mit der eigenen Unsicherheit und mit einem herausfordernden Umfeld möglichst gut zurechtzukommen. Die eigenen, wahren Gefühle, Wünsche und Bedürfnisse wurden hintangestellt, weggedrängt oder gar abgespalten, wenn sie existenziell bedrohlich beziehungsweise unerfüllbar oder unerreichbar waren. Von ihren Eltern haben sie gelernt, dass sie immer ehrlich sein sollen, gleichzeitig haben sie jedoch gefühlt oder erlebt, dass es die Eltern selbst nicht immer sind; so wurde unsere Einstellung zur Ehrlichkeit ambivalent. Außerdem haben sie als Kinder versucht, ihr Verhalten an die Wünsche der Eltern anzupassen, um von ihnen Liebe, Aufmerksamkeit, Geborgenheit und Anerkennung zu erhalten. Durch Beobachten der Eltern haben wir alle als Kinder versucht herauszufinden, wie wir sein müssen, um Liebe zu bekommen. Dieses Verhalten sitzt tief in uns und bestimmt später auch den Umgang mit der Partnerin. Oft genug studieren wir sie geradezu, um zu erkennen, wie sie denkt oder fühlt. Wir interpretieren, was das Zeug hält, und machen uns die wildesten Gedanken darüber, was sie denn nun wieder gemeint haben könnte.

Besonders, wenn es in der Beziehung nicht so richtig rundläuft, wenn wir uns unsicher und dadurch innerlich bedroht fühlen, fangen wir oft an, uns emotional im Kreis zu drehen und gedanklich noch mehr auf den anderen auszurichten. Was denkt sie? Was will sie? Wie geht es ihr? Was möchte sie hören? Warum macht sie das? Was will sie mir damit sagen? In diesem Gedankenkarussell kann man sich regelrecht verlieren, und oftmals hat es gar nichts mit der Realität gemeinsam – zumindest vorerst, denn wir können damit langfristig eine Realität erschaffen. Alle darauffolgenden Gedanken machen unser Gefühlschaos in der Regel nur noch größer, lassen uns zunehmend von uns selbst abdriften und die gesamte Situation immer verunsichernder oder bedrohlicher erscheinen. Manche Männer können sich ewig quälen mit der Suche nach Antworten, mit Interpretationen von Nachrichten, Emojis, Blicken, Gesten, Aussagen und anderen vermeintlichen Anzeichen. Auf diese Weise ist es schwer, aus den Gedanken rauszufinden, denn selbst wenn wir sie beim anderen ansprechen würden, würden wir in unserem eigenen Gefühlssumpf stecken – was auch immer vom anderen als Antwort kommen würde, wir würden es selten als ehrlich empfinden oder es könnte höchstens kurzfristig Entlastung bringen. Zu sehr sind wir bereits in unserer eigenen Gedankenwelt gefangen. Andere Männer werten an dieser Stelle Frauen ab, um sich damit vorübergehend wieder in Balance zu bringen und das Gefühl, ahnungslos in der Luft zu hängen, besser aushalten zu können.

Wie kann man da wieder herausfinden? Wie kann man sich selbst und der eigenen Wahrheit mehr auf die Schliche kommen? Wie kann man sich selbst wieder in den Mittelpunkt stellen und wahrnehmen, was tatsächlich Sache ist? Das beste »Gegengift« ist: sich zurückzuziehen, sich selbst in den Mittelpunkt der Beobachtung zu stellen, sich selbst und seine Gefühle wieder stärker wahrzunehmen und sich nicht so sehr auf die Partnerin zu fokussieren. Gerade das fällt jedoch meist in einer derartigen Situation schwer und löst Verlustängste aus. Wenn das Gedankenkarussell wieder einmal voll Fahrt aufgenommen hat, ist es sinnvoll, sich die Fragen, die sich im Kopf drehen, bewusst zu machen – denn das sind höchstwahrscheinlich äußerst interessante Fragen, auf die es sich lohnt Antworten zu suchen. Allerdings müssen die Fragen anders gestellt werden, das heißt, die Personen werden ausgetauscht: Das »sie« wird durch ein »ich« ersetzt. Wenn Sie diese Fragen aufschreiben, können Sie sich Ihre eigenen Gedanken und Gefühle noch besser bewusst machen. Stellen Sie sich also die Fragen mit einem »ich«: Was denke ich? Was will ich? Wie geht es mir? Was möchte ich sagen? Warum mache ich das? Was will ich ihr damit sagen? Was will ich mir damit sagen? Versuchen Sie, sich selbst darauf zu antworten, denn der einzige Mensch, den Sie wahrhaft beurteilen können, sind Sie selbst.

Besonders herausfordernd wird Selbstwahrnehmung für Männer, wenn sie Gefühle wahrnehmen, die sie als schlecht oder schwer bezeichnen. Doch auch dieser Kummer hat seinen Zweck und möchte uns etwas mitteilen. Würden wir genau hinhören, könnten wir vielleicht sogar erkennen, dass uns ein guter, alter Bekannter heimsucht; dass in uns durch die Partnerin ein Gefühl ausgelöst wird, das in Wahrheit schon länger in uns gut abgespeichert ist. Zumeist haben wir als Kind versucht, den Schmerz, den dieses Gefühl hervorruft, instinktiv zu verdrängen, und haben seine berechtigte Botschaft nicht gehört. Als Erwachsene bekommen wir auf diese Weise immer wieder aufs Neue eine Chance, doch noch hinzuhören. Auch wenn Ihnen das alles etwas merkwürdig vorkommt, schlage ich Ihnen vor, diesem Gedankenexperiment eine Chance zu geben. Selbst, wenn es nicht so wäre, dass Ihre Partnerin nicht die Verursacherin, sondern nur der »Erinnerungsauslöser« Ihrer eigenen Gefühle wäre, würde Sie diese Denkweise in eine selbstverantwortliche Position bringen. Sie wären der Situation nicht hilflos ausgeliefert, sondern könnten sich durch Ihre Selbstwahrnehmung in einen bewussten, selbstverantwortlichen Menschen verwandeln. Wer jetzt noch erkennt, was die Botschaft hinter den Gefühlen ist, wer lernt, gut mit dem alten, verletzten, inneren Selbst umzugehen, der könnte leichter dankbar und eigenverantwortlich Herr seiner selbst sein. Unabhängig davon, was Sie gerade über Ihre Partnerin denken: Ersetzen Sie das »sie« einmal durch ein »ich«. Das ist eine spannende und lohnende Geschichte und kommt der Wahrheit sicherlich näher, als wenn man sich den Kopf des anderen zerbricht.

Byron Katie, US-amerikanische Lehrerin und Bestsellerautorin, hat mit ihrer Methode »The Work« ein einfaches, aber höchst effektives Werkzeug mit vier Fragen vorgelegt, die in diese Richtung gehen: sich selbst, den eigenen Gedanken und den daraus resultierenden Gefühlen auf die Schliche zu kommen. Dazu folgt im nächsten Kapitel mehr.

Sich sorgfältig um seine Selbstwahrnehmung zu kümmern ist nicht egoistisch, sondern für die eigene Bewusstseinsbildung und damit das Selbstbewusstsein unentbehrlich. Sicher ist: Unser wahres Wesen ist für andere anziehend.

Selfness Part 3: Selbstakzeptanz

Erhöhen wir das Wissen von und die Wahrnehmung über uns selbst, wird uns nicht alles an uns verzücken. Da jede Wahrnehmung uns selbst bestätigen oder aber bedrohlich hinterfragen kann, sind wir bisweilen recht gefordert. Wir gehen schnell in den Verteidigungs- oder Angriffsmodus, wenn wir ins Wanken kommen. Besonders im Zusammenspiel mit der Partnerin, ihrer offenen oder unterschwelligen Genervtheit oder ihrer Ablehnung unserer nicht so strahlend erscheinenden Eigenschaften, sind wir gefordert, sie nicht dafür abzustrafen oder uns selbst verunsichert oder beleidigt abzuwerten. Sinnvoller ist es, genauer hinzuschauen, sich dabei selbst zunehmend besser kennenzulernen und sich damit anzufreunden, was wir dabei antreffen. Auch, wenn wir uns in erster Linie mit Menschen umgeben, die uns so nehmen, wie wir sind, wird es uns hin und wieder nicht erspart bleiben, uns selbst zu hinterfragen. Selbst den liebevollsten und tolerantesten Menschen fällt es schwer, uns in der ganzen Tiefe zu akzeptieren, wenn wir selbst mit uns im Clinch liegen.

Neben einer erhöhten Selbstwahrnehmung sind Freunde ein Segen, die einen nicht nur mögen, sondern auch auf offene und wertschätzende Art ansprechen, was ihnen so an einem auffällt. In Workshops mit Jungs, die ich leite, erhält zumeist jeder Teilnehmer die Gelegenheit, von den anderen zu hören, was sie an ihm mögen, was sie an ihm und seinem Verhalten schätzen, aber auch, was sie an seinem Verhalten stört und was sie sich diesbezüglich wünschen würden. Wenn der Rahmen es zulässt, ist vieles möglich. In diesem Zusammenhang finde ich auch Persönlichkeitstests hilfreich, die in die Tiefe gehen und in ihrer Auswertung differenziert auf mögliche Grundeigenschaften eingehen. Vielen Jungen und Männern tut es gut, schwarz auf weiß einige ihrer Persönlichkeitsmerkmale zu lesen, denn sie können sich damit selbst etwas besser einordnen und akzeptieren lernen, dass es nun einmal so ist, wie es ist. Schließlich ist es Fakt, dass wir nur schwer aus unserer Haut herauskommen. Auch wenn ich durch meine Beratungsarbeit feststellen kann, wie sehr man sein Leben zum Positiven verändern kann, bleiben wir in unseren Grundmustern doch ein Leben lang die gleichen. Diese zu kennen und als Teil von sich zu akzeptieren ermöglicht es erst, sich, sein Leben und seine Beziehungen in eine neue Richtung zu lenken. Denn: Jede Veränderung beginnt damit, die Ist-Situation ehrlich zu betrachten und zu akzeptieren.

Einen, wie ich finde, sehr guten Test haben Stefanie Stahl und Melanie Alt in dem Buch *So bin ich eben!* veröffentlicht. Darin unterscheiden sie die vier grundlegenden Dimensionen von Persönlichkeiten: Extra- und Introversion, konkrete und abstrakte Wahrnehmungstypen, Fühl- und Denk-Entscheider, Organisierte und Lockere. Aus diesen vier Dimensionen ergeben sich vier mal vier Persönlichkeitstypen, also insgesamt 16 Typen. Nach wie vor ist dieser Persönlichkeitstest kostenfrei auf Stefanie Stahls Homepage zu finden. Besonders gefällt mir auch die »Persönliche Gebrauchsanweisung«, die zum Abschluss einer jeden Auswertung ausgeworfen wird. Diese Gebrauchsanweisung können Sie natürlich Ihrer Partnerin vorlegen und sie darum bitten, entsprechend mit Ihnen umzugehen. Im Sinne sämtlicher Selfness-Aspekte wäre sie jedoch in erster Linie dafür da zu erkennen, ob das Ergebnis auf Sie zutrifft, und zu überlegen, was Sie daher aufgrund Ihres Grundmusters Ihrer Persönlichkeit brauchen. Der Test kann eine Hilfe sein, mit sich ins Reine zu kommen und in das eigene Leben zu integrieren, was tatsächlich zur eigenen Persönlichkeit passt. Doch natürlich sollen Sie auch Ihr Umfeld darüber informieren, was Sie aufgrund Ihres Typus brauchen.

Ein zweiter Test, den ich in seiner Tiefe schätze und wozu ich auch selbst eine Ausbildung gemacht habe, um die Auswertungen für andere Menschen machen zu können, ist der sogenannte *Human Performance Guide* von *Size Prozess.* Das Lebenswerk von Dr. Fritz Zehetner und Gabriele Zehetner, die den Test gemeinsam entwickelt haben, ist ein gutes Tool zur Selbsterkennung für den privaten Gebrauch, wird aber auch in Unternehmen eingesetzt, um die richtigen Leute in die richtigen Bereiche zu platzieren und das Miteinander der unterschiedlichen Persönlichkeitstypen zu verbessern.

Kein Mensch hat alle Fähigkeiten gleich stark ausgeprägt; der eine tut sich mit bestimmten Eigenschaften des anderen schwer, die der andere wiederum braucht, um sich wohlzufühlen. So einzigartig wir auch sind, so hilfreich können die Beschreibungen einiger Grundeigenschaften sein, um sich selbst etwas besser auf die Schliche zu kommen und akzeptieren zu lernen, dass man so ist, wie man ist. Das ist eine optimale Basis für eine Beziehung und die persönliche Weiterentwicklung. Sich selbst die Erlaubnis zu geben, so zu sein, wie man ist: Das ist Selbstakzeptanz.

Selfness Part 4: Selbstermächtigung

In nahen Beziehungen fühlen wir uns besonders schnell ohnmächtig, verletzt, fremdgesteuert, missachtet, ausgeliefert oder überrumpelt, hat doch scheinbar jedes Verhalten, jede Stimmung, jeder Blick und jede Aussage des Gegenübers eine unmittelbare Auswirkung auf die eigenen Gefühle – bei Familien sogar auf alle Beteiligten, was es noch komplexer macht. Diese gefühlte Abhängigkeit von den Stimmungen der Partnerin kann sich nach und nach auch steigern, wie bei diesem Mann: »Jedes Mal, wenn ich abends nach Hause fahre, fühle ich mich sehr unwohl. Ich weiß nie, wie meine Freundin drauf ist. Am schlimmsten ist es, wenn sie getrunken hat. Dann beschimpft sie mich, und beim letzten Mal hat sie mich gegen den Schrank gestoßen und auf mich eingeschlagen. Ich war wie gelähmt und wusste mir nicht mehr zu helfen.«

In manchen Beziehungen stellt sich über die Jahre eine Routine, eine den anderen nicht mehr so ernst nehmende Schutzschicht ein, die oft nur mehr heftige Reaktionen durchbrechen können. Im Untergrund vieler Beziehungen schwelt eine Sehnsucht oder Wut. Besonders Männer würden die oben genannten Gefühlszustände lieber schlicht als genervt bezeichnen, obwohl sie sich in Wahrheit in ihrer Beziehung oft abhängig und gefangen fühlen. Gefangen sind sie in Wahrheit in sich selbst, und zwar mit den unterschiedlichsten Gefühlen, die sie als von der nicht optimal funktionierenden Frau verursacht sehen. Umgekehrt denken viele Frauen, dass sie neue Männer brauchen, weil die jetzigen nicht taugen. Weil wir die Ursache im anderen begründet sehen, setzen wir oft mit bester Absicht alle möglichen und unmöglichen Anstrengungen in die Veränderung der Partnerin, mit direkten Anweisungen, heraufbeschworenen Konflikten oder mit subtilen Manipulationsversuchen. Geschraubt wird auf alle Fälle am anderen, denn damit will man aus den eigenen Gefühlen herauskommen. Der andere fühlt sich kritisiert und nicht akzeptiert, wie er nun einmal ist, und geht in den Widerstand, in die Resignation, verfällt zunehmend, bäumt sich auf oder schraubt seinerseits am anderen herum.

Hier liegt das große Missverständnis: Die eigenen Gefühle werden nicht ursächlich vom anderen gemacht, sondern »nur« ausgelöst, der Rest findet ausschließlich in uns selbst statt. Wir haben nicht gelernt, die Verantwortung für die eigenen Gefühle tatsächlich selbst zu übernehmen; wobei wir sie dazu überhaupt einmal genau wahrnehmen müssten. Im Alltag, mit der Belastung im Job, dem gemeinsamen Haushalt, vielleicht mit Kindern, ist es oft herausfordernd auseinanderzuhalten, was zu einem selbst und was zum anderen gehört. Allein der Gedanke an Selbstermächtigung, also nach Autonomie und Selbstbestimmung, bringt bei vielen innerlich so einiges in Bewegung. Es entstehen Ängste, die Partnerin könnte sich selbst ermächtigen wollen, und die Unsicherheit, wo das hinführen könnte, wenn sie sich ihrer selbst bewusster wird und stärker nach den eigenen Gefühlen handelt. Viele stellen sich auch die Frage: Will ich das überhaupt? Mich ohne Wenn und Aber selbst zu ermächtigen? Die Verantwortung für mein Denken, Fühlen und Handeln zu übernehmen? Was hätte das für Folgen? Wie würde die Partnerin reagieren? Wie Freunde oder Kollegen? Allerdings: Warum will ich fremdbestimmt, abhängig und ohne eigene Wahrheit leben? Das wollen die wenigsten – und suchen dennoch weiter die Verantwortung für ihre Gefühle beim anderen.

Sich selbst zu ermächtigen bedeutet, sich mit sich selbst gut verbinden und behaupten zu können. Das geht keineswegs von selbst, sondern muss immer wieder bewusst erfolgen. Es braucht die Erlaubnis, sich der eigenen schöpferischen Macht bewusst zu sein, seine eigene Wahrheit zu finden und zu erkennen, dass wir in Wirklichkeit ein eigenverantwortlich agierender und selbstständig denkender Mensch sind. Dafür müssen wir uns von Manipulation und Abhängigkeit befreien. Das Gefühl von Fremdbestimmung und das Verbot, sich selbst wahrhaft Ausdruck zu verleihen, Impulsivität und Verletzungen lassen auf Dauer die Liebe auf der Strecke bleiben.

Nach wie vor tun sich Frauen schwerer mit der Selbstermächtigung als Männer, sind sie über die Jahrhunderte doch kaum dazu erzogen worden. Die Machertypen unter den Männern scheinen damit hingegen weniger Probleme zu haben. Sie leben die Selbstermächtigung, wenn auch überwiegend egoistisch und zumeist eindimensional, also nur in bestimmten Bereichen. In Beziehungen scheinen sie immer wieder am anderen, vermeintlich schwächeren Gegenüber zu scheitern. Die mächtige Seite dieser Männer zeigt sich allerdings meist nur nach außen. Die Partnerinnen leiden, weil ihnen oft der Mut fehlt, selbst Verantwortung zu übernehmen. Sehr oft spüren und übernehmen die Frauen die innere Hilflosigkeit und Schwäche ihres vermeintlich so starken und klaren Gegenübers.

Der Wille, in die eigene Stärke zu kommen, sich selbst zum eigenen, aber auch zum Wohle und Nutzen der anderen zu ermächtigen, ist oft durch unsere Prägungen über Generationen hinweg blockiert. Entscheidend war und ist, was »die Leute« sagen, denken und erwarten, und nicht, was die eigene innere Stimme einem zuruft. Doch es gilt, sich selbst, der Partnerin und allen anderen die Erlaubnis zum eigenen Leben zu geben. Ein schöner Satz. Aber wie kann das gelebt werden, bei all den Liebesversprechen und Ansprüchen an sich selbst und den anderen? Wenn man über die Jahre und Jahrzehnte zusammengewachsen ist, scheint das kaum mehr zu bewerkstelligen zu sein; es erscheint doch leichter und es wäre uns viel lieber, würde der andere etwas verändern.

Vielleicht löst die Beschäftigung mit der Selbstermächtigung eine Sehnsucht in Ihnen aus, einen Wunsch, sich selbst noch mehr zu hinterfragen, zu prüfen und zur eigenen Wahrheit zu kommen, Ihre Macht als eigene, positive Stärke zu sehen und nicht als Herrschaft über andere. Auch wenn Ihre aktuellen Lebensumstände es scheinbar nicht erlauben, gut für sich selbst zu sorgen, sich selbst zu behaupten und Ihr Leben in die Hand zu nehmen, ist es spannend zu prüfen, was Sie daran hindert, und den Mut aufzubringen, die Verantwortung für Ihre Gefühle zu übernehmen und sie nicht einfach auszusitzen.

Ein Mann Mitte 40 schilderte mir in der Beratung, wie er lernte zu sagen, was er wirklich will. »Ich gab ihr immer wieder Recht, stimmte ihren Wünschen und Forderungen zu, einfach so, damit die Diskussion vorbei war. Danach bemühte ich mich, meinem Ja zu entsprechen, auch dann, wenn ich merkte, es stimmte eigentlich nicht. Das war keine Kompromissbereitschaft, sondern mehr ein Aussitzen und darauf Hoffen, dass es sich irgendwie ausgeht. Manchmal ließ ich sie dann sogar auflaufen und bekannte mich nicht zu einer Zusage, die ich vorschnell gemacht hatte. Oder ich tat so, als ob ich es vergessen hätte, oder gab vor, ich wüsste nicht, was ich will oder nicht will. In der Auseinandersetzung unterstellte ich ihr, dass sie mich unter Druck setzen würde und ich ihr sowieso nichts recht machen konnte. Damals erlebte ich das tatsächlich so. In Wahrheit weiß ich meist schon, was ich will, zumindest weiß ich meist, was ich nicht will. Doch in solchen Momenten kann ich nicht dazu stehen oder ich spüre es nicht sofort. Ich habe Angst, dass wir streiten, und noch mehr, dass sie wegen mir, wegen meiner Meinung, wegen meiner Bedürfnisse enttäuscht sein könnte. Mein Mauern, mein Rückzug, mein beleidigtes Abwehren von Gesprächsbedarf sind eine Form von passiver Aggression – und ich bin nicht stolz darauf. Ihre Enttäuschung auszuhalten, wenn ich dann doch zu meinen Bedürfnissen, zu meinen Anliegen stehe, die von ihren abweichen, ist immer noch nicht leicht für mich. Doch seit ich weiß, dass ich es bin, der zu lernen hat, mit ihren Gefühlen umgehen zu können, sie auszuhalten und nicht gleich als Bedrohung zu sehen, bin ich etwas offener und fühle mich auch kraftvoller.«

Selfness Part 5: Selbstwirksamkeit

Zu Beginn einer Beziehung erleben wir uns als sehr selbstwirksam. Wir tun etwas und erkennen im Gegenüber unmittelbar eine positive Reaktion. Ein Lächeln, ein selbst gekochtes Essen oder eine Einladung ins Kino bewirken oft bereits Großes. Wir fühlen uns richtig, wichtig und vor allem: wirksam. Das strahlt von der Beziehung in alle Lebensbereiche aus. In dieser Zeit stellen wir uns kaum in Frage und erkennen, dass wir aufgrund unserer eigenen Kompetenzen gewünschte Handlungen erfolgreich selbst ausführen können. Doch nach und nach regt sich Widerstand gegen diese Verschmelzung, frisst die Gewohnheit das Besondere, die gewünschten Reaktionen des anderen bleiben aus. Das kann das Liebespaar ganz schön unter Druck setzen. Alles wird abgesprochen. Besonders in einer Beziehung mit Kindern gibt es sehr viel aufeinander abzustimmen, damit alles rundläuft, sodass es schwierig ist und sogar als Vertrauensbruch gilt, wenn ein Partner etwas ohne den anderen entscheidet. Das geht so weit, dass es oftmals keine privaten Bereiche mehr gibt, die autonom entschieden werden dürfen. Selbst berufliche Entscheidungen werden abgestimmt. Das ist im besten Fall natürlich eine wesentliche Stütze und ein Erfolgskriterium vieler Paare, führt allerdings häufig zu einem Gefühl der Abhängigkeit, der Unselbstständigkeit und des Eingeengtseins.

Bis zu einem gewissen Grad wird das hingenommen, denn so fühlt man sich zumindest aufgehoben und zugehörig. Außerdem ist es oft viel bequemer, als sich selbstverantwortlich zu hinterfragen, sich selbst wahrzunehmen, eigene Entscheidungen zu treffen und dafür auch noch die Verantwortung zu übernehmen. Die großen Lebensfragen betreffend, ist das oft ebenso schwierig wie bei der Frage, welche Kaffeemarke zuhause getrunken wird; da ist nörgeln, durchtauchen und runterschlucken oft leichter, als sich selbst zu überlegen, was man will, und dafür einzutreten. Setzen Sie statt dem Kaffee einfach Ihre Beispiele ein, wenn er in Ihnen Widerspruch ausgelöst hat. Sie werden sicherlich welche finden!

In vielen Beziehungen werden die Verantwortungsbereiche nach wie vor schwerpunktmäßig aufgeteilt, um sich das Leben zu erleichtern; doch natürlich redet jeder beim anderen mit rein, besonders, wenn irgendwo Probleme auftauchen. Allzu oft haben Partner in Beziehungen das Gefühl, ohne den anderen nicht richtig zu funktionieren, schwierige Situationen allein, ohne die Kompetenzen oder den Beistand des anderen, nicht erfolgreich meistern zu können. Offensichtlich eigenverantwortlich entscheidende Frauen tun sich in manchen Beziehungen immer noch schwer, weil einige Männer Probleme haben, wenn Frauen sich selbst ihre Ziele setzen, diese beharrlich verfolgen und allein umzusetzen imstande sind. Das schreckt viele Männer immer noch ab; oder sie entwickeln sich nach und nach zu abhängigen, unsicheren, sich selbst nicht als wirksam erlebenden Männern. Mittlerweile sehr subtil, aber immer noch vorhanden sind Tendenzen des vorigen Jahrhunderts, wenn Frauen von bestimmten Bereichen ferngehalten werden und sich nach einer langen Babypause selbst kaum noch etwas zutrauen. Zusätzlich werden sie vom Mann klein und abhängig gehalten. Nicht selten halten diese Frauen dann ihrerseits den Mann von Haushalt und Kindern fern und schaffen es dadurch, bei ihm ähnliche Gefühle von Unfähigkeit und Abhängigkeit hervorzurufen.

Einen Teil von sich selbst muss man, so scheint es, zu Gunsten der Beziehung aufgeben. Über die Jahre wächst dieser Teil oft sukzessive an. Viele Männer suchen sich Nischen in Hobbykellern, exklusiven Freundesrunden und Zeiten ohne die Partnerin, nicht selten in Kombination mit schlechtem Gewissen und Vorwürfen von der anderen Seite. Manche meinen, sich zu bemühen, wollen vielleicht etwas halbherzig oder mit Druck einen sinnlichen Abend erzeugen und erhalten wieder einmal nur eine Abfuhr. Andere leben ohnehin schon längst ein anderes Leben inklusive Affäre, lassen die sicherheitsspendende Hülle der Beziehung aber noch bestehen. So schleicht sich oft eine Art von Selbstaufgabe ein, denn insgesamt erlebt man sich zunehmend nicht mehr als wirksam, sondern als ferngesteuert und fremdbestimmt.

Normalerweise unterliegen das Selbstwertgefühl und die Sicherheit vieler Menschen dem Einfluss anderer Menschen. In Beziehungen verlassen sich viele Männer darauf, dass die Partnerin sie bestätigt. Schön, wenn es so ist, dass sie bestärkt werden, dennoch ist es kein stabiles Selbstempfinden und kein Gefühl von Selbstwirksamkeit, das dem innewohnt. Es beinhaltet außerdem eine psychische Abhängigkeit von der Kraft, die andere auf einen übertragen oder die »ausgeborgt« wird. So fühlt man sich attraktiv, wenn man für attraktiv gehalten wird, fühlt sich begehrenswert, wenn man begehrt wird. Solange wir gut versorgt sind und in den Genuss kommen, dass unser Selbst positiv gespiegelt wird, ist uns das kaum bewusst. Erst wenn diese Bestätigung oder das Verlangen der Partnerin fehlt, fühlen wir uns schlecht und beschädigt. Wenn man sein Selbstempfinden aus dem Spiegelbild des anderen bezieht, ist es unverzichtbar, die Gedanken und Gefühle anderer Menschen wie ein Buch lesen zu können. Sämtliche Energie geht dann in diese Fähigkeit. Wichtig ist, was andere über einen denken. Das ist durchaus eine gute Fähigkeit, die man sich zunutze machen kann, um gute Kontakte aufzubauen, sie ist jedoch auch eine gefährliche Sache, weil man davon bestimmt werden kann. Die eigene Kraft und Stärke jedoch bleiben daneben auf der Strecke.

Eigene Visionen, die unser Herz berühren, uns lebendig sein lassen und unseren Werten entsprechen, Ziele, für die wir bereit sind, über uns hinauszuwachsen, für die wir äußere und innere Wiederstände und Unsicherheiten überwinden, sind enorme Kraftressourcen. Sie helfen uns, die Balance zwischen Eigenständigkeit und Zweisamkeit zu halten, und kommen unserer Beziehung zu Gute. Auch gute Männerfreundschaften können die Abhängigkeit von einer Beziehung reduzieren und somit ihre Qualität steigern. Beide Partner sollten sich darum bemühen, die eigene Selbstwirksamkeit weiterzuentwickeln und dabei die Beziehung nicht aus dem Auge zu verlieren und sich nicht aus Abhängigkeit ständig von der Unsicherheit des anderen einfangen zu lassen. Das ist ein schmaler Grat, der unterschiedliche Phasen aus Nähe und Distanz braucht, aus Verschmelzen und Ringen um Eigenständigkeit, auf dem das emotionale Gleichgewicht immer wieder ins Wanken kommen kann.

Um eine gesunde Selbstwirksamkeit im Leben und in der Beziehung erreichen zu können, braucht es ein Selbstempfinden, das auch unabhängig von der Partnerin sein Gleichgewicht halten und eine gewisse Stabilität erzeugen kann. Der Paartherapeut David Schnarch spricht in diesem Zusammenhang von einem »stabilen und flexiblen Selbst« als einem klaren Selbstempfinden, das nicht auf den Beurteilungen anderer Menschen basiert. Es entwickelt ein Selbstwertgefühl aus dem eigenen Inneren heraus, mit dauerhaften Werten und eigenen Zielvorstellungen. Das ist eine wichtige evolutionäre Errungenschaft der Menschheit, da es Freiheit, eigene Entscheidungen, Autonomie und damit Selbstbestimmung ermöglicht. Es geht dabei um die Klarheit darüber, wer Sie sind, was Sie wirklich wollen und welche eigenen Ziele Sie haben. Das wird besonders bedeutsam, wenn Ihre Partnerin sie drängt, sich ihren Vorstellungen anzupassen. Gefährdet sind Männer, wenn sie sich leicht in ihrem gespiegelten Selbst, also in den wahrgenommenen oder in den vermeintlich für wahr genommenen Gefühlen, Wünschen und Bedürfnissen der Partnerin, verlieren.

Selfness Part 6: Selbststörungen

Sosehr wir die Partnerin speziell zu Beginn einer Beziehung überhöhen, sie fehlerfrei wähnen und als die heilige Madonna erscheinen lassen, so schnell sind wir dann doch mehr oder weniger geübte Psychologen. Wir erkennen und analysieren ihre Schwachstellen, vergangene Traumen und Lebensthemen, versuchen zu helfen oder wissen um die Empfindsamkeit bestimmter Punkte und drücken vorwurfsvoll drauf, wenn es für uns eng wird. Im Gegenzug bekommen auch wir Vorwürfe oder nur zu bestimmten Zeiten tatsächlich echt gemeintes Mitgefühl, vor allem aber jede Menge Hinweise, bezogen auf unsere mitgebrachten Muster. So wertvoll ein wertschätzendes und offenes Feedback auch immer ist: Beginnen sollten wir immer bei uns selbst.

Den dafür hilfreichsten Grundgedanken finde ich in der Annahme, dass der wahre Sinn einer Beziehung immer darin liegt, die inneren Konflikte der beiden Partner ans Tageslicht zu befördern mit dem Ziel, diese ins (innere) Gleichgewicht zu bringen – also letztlich nach und nach einer Heilung zu unterziehen. Ohne die bisher genannten Aspekte wird diese Auseinandersetzung leider allzu oft ein Kleinkrieg, weil wir uns in die Themen des anderen verbeißen. Der andere scheint dann für unsere Gefühle verantwortlich zu sein. Geben wir dieser Annahme eine Chance und vertiefen sie, heißt das, dass jede Beziehung, wie auch immer sie ist, die gerade optimale ist, um die eigenen Themen zu erkennen. Auch wenn das für zerstörerisch wirkende Beziehungen vielleicht zynisch klingen mag, gilt es, auf dem Weg in eine erfüllende Partnerschaft den Bereichen in uns genügend Aufmerksamkeit zu schenken, die schmerzen. Diese Bereiche in uns sind verletzt, verursachen schlechte Gewohnheiten, wirken selbstzerstörerisch und schränken unser Potenzial ein.

Eine Therapie zu machen kann eine von vielen Möglichkeiten sein. Grundlegend für eine positive Veränderung ist die Bereitschaft, sich seiner Ängste bewusst zu werden, sich seiner schmerzvollen Erfahrungen und negativen Verhaltensweisen zuzuwenden, ohne sich gleich in düstere schwarze Löcher zu stürzen. Es braucht den immer wiederkehrenden Erkenntnisprozess, die Wahrnehmung vom Gegenüber zu sich selbst zu verlagern. So verführerisch leicht sich das Verhalten und die Muster des anderen auch anbieten würden, um von sich abzulenken: Den Fokus bei sich selbst zu behalten und zu erkennen, was es mir über mich selbst aussagt, in dieser Beziehung zu sein, und was ich an mir noch annehmen und verbessern könnte, um dort hinzukommen, wo ich mithilfe des anderen hinwill, ist unsere Herausforderung. Das kann die Beziehung bereichern, könnte aber natürlich auch zu ihrem Ende führen. Siegen wird die Wahrheit, also die Liebe zu sich selbst – und das ist die beste Voraussetzung für eine gelingende Beziehung überhaupt.

Ich will Ihnen nun ein paar hilfreiche Sichtweisen geben, die sich zur Selbsterforschung der eigenen Seele bei verschiedenen Fachleuten finden.

Die »psychologische Projektion« ist ein Schlagwort, das bereits in der Freud'schen Theorie entwickelt und beschrieben wurde. Sie ist eine gängige Praxis in zwischenmenschlichen Beziehungen. Gemeint ist damit etwa eine unbewusste Verlagerung von innerpsychischen Inhalten auf andere Personen. Wenn wir etwas projizieren, werfen wir es von uns selbst auf einen anderen Menschen. In der Zeit der ersten Verliebtheit schreiben wir zumeist unbewusst dem Anderen bestimmte Charakterzüge und Eigenschaften zu, die nicht komplett mit der Realität übereinstimmen. Wir umgeben die guten Eigenschaften des anderen mit einem Heiligenschein der Perfektion, den wir selbst auf sie projiziert haben. So funktioniert es allerdings auch mit weniger positiven Seiten. Jemand, der dem anderen immer wieder vorwirft, keine Selbstdisziplin zu haben, könnte das Gefühl haben, sich selbst und den eigenen Ansprüchen nicht zu genügen; oder aber er ist selbst überdiszipliniert und leidet insgeheim darunter, weil er gern freier und lockerer wäre.

Seine Erfahrung mit Projektion schilderte ein Mann in der Beratung: »Urlaubsreisen mit meiner Frau wurden plötzlich Reisen in mein Inneres – allerdings erst, als unsere Kinder nicht mehr dabei waren. Durch die Sorge um die Kinder wurde so manches überdeckt und verstellt. Erst jetzt, bei den langen Reisen zu zweit, merke ich, wie ich plötzlich ganz auf mich gestellt bin. Meine persönlichen Stimmungsschwankungen spüre ich auf eine besonders eindringliche Weise. Ich merke es, weil ich mich nicht ablenken kann mit Alltagskram, Beruf, Kontakten und Hobbys, sondern ich nun als Gegenüber und Ausweichmöglichkeit nur meine Frau habe. Meine sogenannten schwierigen Gefühle wie Ängstlichkeit, Unlust, Energielosigkeit kann ich nicht wegarbeiten, und schon gar nicht kann ich meine Frau dafür verantwortlich machen; wenn ich probierte, ihr dafür die Schuld und die Verantwortung zu geben, kehrte sie wie ein Bumerang zu mir zurück. Ich erkenne, dass es um mich geht und darum, dass ich für meine Gefühle Verantwortung trage, sie aushalte und damit einen Umgang finde.«

Eine Projektion zu unterbrechen heißt, sich selbst genauer unter die Lupe zu nehmen und dadurch möglicherweise Verhaltensveränderungen einzuleiten. Das hätte zur Folge, dass das Konfliktpotenzial in der Beziehung abnimmt und die Partnerin die Vorwürfe nicht mehr abwehren muss. Umgekehrt kann die Partnerin jetzt auch leichter erkennen, mit welchen Herausforderungen sie es selbst zu tun hat.

Es gibt Menschen, die sich immer von bedürftigen Menschen umgeben fühlen, die von einer Bedürftigkeit sind, die sie sich selbst kaum erlauben. Nur manchmal zeigen Tränen, wie verletzlich, leer und hilflos sie selbst sind. Sie meinen, anderen helfen zu müssen, weil sie schwach sind, projizieren ihren eigenen Wunsch nach Hilfe und Zuwendung und ihre eigene Schwäche jedoch auf andere. Oder sie werden vorwurfsvoll und meinen, dass der andere sich nicht kümmert, nicht einfühlsam genug ist; sie übersehen, dass sie sich nicht gut genug um sich selbst kümmern und wenig Zugang zu den eigenen Gefühlen haben. Wir sehen also im Außen etwas, was in unserem Inneren entdeckt werden will. Wir verstehen andere, weil wir verstanden werden wollen. Wir helfen anderen, weil wir uns selbst Hilfe wünschen. All das machen wir womöglich, um immer wieder in die gleiche Gefühlslage zu kommen, uns irgendwann darüber klar werden zu können und zu lernen, uns besser um uns selbst zu kümmern.

Unsere Partnerin ist unser Spiegel. In ihr zeigt sich das, was wir selbst nicht sehen können. Woran auch immer wir uns reiben, worüber auch immer wir uns aufregen, wonach auch immer wir uns sehnen: Wie mit uns umgegangen wird, erzählt uns vor allem Geschichten über uns selbst. Wenn wir genau hinsehen, erkennen wir immer in der Partnerin die Beziehung zu uns selbst. Was dort vor sich geht, sagt viel über den Kern unseres Wesens aus. Lernen wir, uns selbst wahrzunehmen, können wir uns zurückerobern. Nur so bekommen wir das Gefühl, alles zu haben, was wir für unser Leben brauchen. Es mag sein, dass man alles übertreiben kann und sich nicht bei jedem Windstoß fragen muss, was er gerade mit mir selbst zu tun hat; allerdings sind davon relativ wenig Männer wirklich gefährdet. Es gibt tatsächlich Menschen, die ständig nach innen sehen, als könnten sie so endlich erkennen, wer sie sind. Sie wenden sich nur selten der Welt zu und leben wie ein Werkzeug, das sie unentwegt schleifen, ohne dass es stumpf geworden ist. Den meisten Männern, gerade denen, die in

Beziehungen leben, kann man aber getrost empfehlen, sich diese Frage häufiger zu stellen.

Natürlich ist das immer nur eine Bestandsaufnahme, eine ehrliche Zustandsbeschreibung als Ausgangspunkt für Veränderung und kein reiner Selbstzweck. Es soll kein Ziel sein, sich fragend in jeden sich bietenden Spiegel zu schauen, sich wie in einem Spiegelkabinett zu verirren und schwindelig zu werden. Alles mit Maß und Ziel. Aber unsere Liebesbeziehungen sollten uns das nicht nur wert sein, sie sind auch die klarsten Spiegel, die wir bekommen können. Suchen wir mehr in uns selbst als im anderen, können wir uns selbst besser wahrnehmen, verstehen und verantwortungs- und liebevoll mit uns selbst umgehen. Jetzt kann es vorkommen, dass die Partnerin immer noch das gleiche Verhalten an den Tag legt, es uns aber nicht mehr so aus der Fassung bringt. Oder aber es verändert sich auch ihr Verhalten.

Die »Schattenarbeit« geht auf den Schweizer Psychoanalytiker C.G. Jung zurück. Er meint damit die versteckte Seite der menschlichen Psyche, oft auch deren unangenehmeren Teil, den wir besonders bei der Partnerin gar nicht leiden können. Der Umgang mit dem Schatten braucht viel Mut und Offenheit. Unser Schatten ist oft das exakte Gegenstück von dem, wie wir sein wollen, was uns anerzogen wurde, was wir zu sein glauben oder was unserer Rolle entspricht. Manchmal können wir gut erkennen, dass uns genau das fehlt, was das Gegenüber besitzt. Wir sind neidisch, eifersüchtig und erkennen, dass das aufregende Gegenüber in Wahrheit einen Teil in uns zeigt, den wir sehr stark ablehnen oder uns selbst verbieten.

Doch meist läuft es weniger bewusst ab. Wir stoßen verächtlich von uns, was uns aufregt. Schatten tauchen vor allem dort auf, wo sich etwas stark in eine Richtung entwickelt, nach dem Motto: Wo viel Licht, da viel Schatten. So sehen sich Machos von Feministinnen umgeben, Linke von Rechten, Raser von Sonntagsfahrern, Einfühlsame mit

Helfersyndrom von Egoisten, die ohne Rücksicht auf Verluste ihr Ding durchziehen. Wir könnten erkennen, dass wir heftig und irrational auf bestimmte Menschen reagieren, weil sie etwas repräsentieren, das wir in uns selbst unterdrücken. Manchmal überhöhen wir auch Menschen, machen sie zu Idolen, weil sie etwas tun, was wir uns selbst verbieten oder dem wir aus falscher Bescheidenheit abgeschworen haben. Es kann auch vorkommen, dass wir bestimmte unerwünschte Dinge immer wieder tun, als hätten wir uns nicht unter Kontrolle. Wofür steht dieses scheinbar fremdgesteuerte Verhalten ins uns? Ich gebe Ihnen ein Beispiel aus meiner Vortragsarbeit. Die meisten Männer, die sich auf die Teilnahme an der Geburt vorbereiten, zeigen sich unsicher, wie sich ihre Frau in dieser Extremsituation ihnen gegenüber verhalten wird. Sie fühlen sich ausgeliefert und hilflos, weil sie nicht wissen, wie sie sich verhalten sollen und können. Ich bin dem nachgegangen, habe Hebammen befragt und Bücher zu Rate gezogen, mit folgendem Ergebnis: Besonders jene Frauen, die im Alltag sanft und harmonisch agieren, sind gefährdet, während der Geburt kurzzeitig zu einer von ihrem Schatten überwältigten Furie zu werden. Jene, die im Alltag immer wieder einmal laut werden, sind weniger gefährdet. (Und ihre Männer sind natürlich auch besser darauf vorbereitet!)

Um Ihren Selbststörungen noch etwas besser auf die Schliche kommen zu können, will ich Ihnen vier allgemeine Grundtypen und deren möglichen Störungen vorstellen, die sich in meiner Arbeit immer wieder zeigen.

Offenherzige Männer, die sich verlieben und der Frau dann vieles recht machen wollen, spüren in sich den inneren Auftrag der eigenen Mutter, sie glücklich zu machen. Männer, die unabhängig auftreten, keine Frau zu nahe an sich heranlassen und selbstbezogen ihre Rolle erfüllen, haben ebenfalls ein »Mutterthema«: Sie haben wenig Liebe bekommen, wurden vernachlässigt oder auch geschlagen.

Offenherzige Frauen, die sich verlieben und dem Mann vieles recht machen wollen, haben oftmals ein »Vaterthema« mit dem Auftrag »Bitte liebe mich«. Sie fühlten sich dafür verantwortlich, wie es dem Vater geht. Kühle, abweisende Frauen haben oftmals ebenfalls ein Vaterthema; sie haben zu wenig Aufmerksamkeit und Liebe vom Vater bekommen, wurden von ihm allein gelassen, vernachlässigt oder missbraucht. (Missbrauch meint hier sowohl den weitaus verbreiteteren emotionalen wie auch den sexualisierten Missbrauch.)

Kaum jemand ist ohne »Mutterthema« oder »Vaterthema«. In einer Beziehung sollte es weniger darum gehen, die Partnerin zu analysieren, sondern vor allem darum, sich selbst besser kennenzulernen. Natürlich haben Frauen auch ihre »Mutterthemen« und Männer ihre »Väterthemen«. Bezogen auf die Mann-Frau-Beziehung jedoch spielen die gegengeschlechtlichen Einflüsse eine besondere Rolle.

Selfness Part 7: Selbstreflexion

Durch das Erkennen unserer Schatten, der Projektionen und gespiegelten Verhaltensweisen können wir angemessener und besonnener, also maßvoller auf Irritationen in einer Beziehung reagieren, bei denen wir sonst dazu neigen würden überzureagieren, Distanz zu schaffen und davonzulaufen, wenn die Partnerin aufgebracht ist oder in Angst verfällt. In Beziehungen ist generell, selbst bei Männern, die Fähigkeit, sich mental einzufühlen, zumeist stärker ausgeprägt als die Fähigkeit, ruhig und gelassen zu bleiben. Wenn wir uns zu stark bemühen, uns in die Partnerin einzufühlen, ist die Gefahr sehr groß, dass wir uns aufregen, uns zu übersteigerten Reaktionen treiben lassen und keiner der Beteiligten mehr die Realität wahrnimmt, wie sie ist. Wenn wir uns in unseren Stressmustern befinden und gegenüber anderen verletzendes und unproduktives Verhalten zeigen, neigen wir dazu, in vorhersagbare Rollen einzusteigen. Durch dieses stereotype Rollenverhalten erhoffen wir uns, wieder Anerkennung, Beachtung oder Struktur zu bekommen. Wie im Theater werden bestimmte Rollen gespielt, die dann im Zusammenwirken mit dem Gegenüber zum »Drama-Dreieck« werden.

Die Erkenntnisse der so genannten Transaktionsanalyse haben dieses Verhalten in drei Rollen beschrieben: Die Opfer-Rolle enthält die Grundschwingung »Ich bin hilflos, du kannst mehr als ich« und die Einstellung »Ich bin nicht okay, du bist okay«. Die Retter-Rolle sieht sich überlegen, nach dem Motto »Ich kann mehr als du und weiß, was für dich gut ist« und »Ich bin okay, du bist nicht okay«. Die Verfolger-Rolle meint ebenfalls, besser zu sein als das Gegenüber mit der Haltung »Ich bin besser als du, du taugst nichts« und der inneren Einstellung »Ich bin okay, du bist nicht okay«. Ein Mensch kann in alle drei Rollen verfallen, hat in der Regel aber eine oder zwei, auf die er quasi automatisiert und verstärkt zurückgreift. Obwohl das Ausleben dieser Rollen zumeist wenig zur Lösung von Aufgaben oder Konflikten beiträgt, bringen sie jedoch meist eine Menge Aufmerksamkeit und Beachtung durch andere, wenn diese auch oft negativ sind. Außerdem bestätigen wir uns damit immer wieder unsere Grundeinstellung zu uns selbst, zu anderen und zur Welt.

Allgemein betrachtet, fühlt sich jemand in der Retter-Rolle angesprochen, für andere hilfreich und unterstützend tätig zu werden. Retter können einfach nicht mit ansehen, wie andere Menschen hilflos erscheinen oder tatsächlich leiden. Die Position des Helfers bedeutet, sich ein bisschen besser fühlen zu können als diejenigen, die man betreut. Hintergrund des Retters ist häufig das Gefühl der Minderwertigkeit, gleichwertige Partner fürchten sie eher. Oftmals greifen sie ohne Klärung und Absprache mit dem Betroffenen ein, sei es in Form von Ratschlägen oder indem sie Aufgaben übernehmen, die nicht ihnen gehören. Retter agieren bisweilen aus einer übersteigerten Fürsorge heraus. Dabei übersehen sie häufig, dass auch der andere seine Stärken und Fähigkeiten hat, sein Problem selbst zu lösen. Das kann letztlich zur eigenen Falle werden, da die Menschen, denen sie geholfen haben, gar nicht wirklich dankbar sind, sondern ihnen oft sogar noch Vorwürfe machen. Das ist ein perfekter Ausgangspunkt für die Opfer- oder die Verfolgerrolle.

In der Verfolger-Rolle agieren Menschen im eigenen Interesse und werten andere innerlich oder auch tatsächlich ab. Andere können ihnen scheinbar nicht das Wasser reichen. Sie gehen davon aus, dass sie recht haben und die anderen unfähig sind. Sie verletzen, belehren, setzen andere herab oder kritisieren sie, sind vorwurfsvoll und zurechtweisend. Sie suchen nach Kontrolle über die Situation, die sie oft auch tatsächlich erhalten, allerdings dafür wenig Anerkennung und Zuwendung erhalten. Tief in ihrem Inneren glauben sie, nicht liebenswert zu sein, und fühlen sich unsicher. Oftmals erkennen sie, dass die Personen in ihrem nahen Umfeld sie nicht um ihrer selbst mögen oder etwas für sie tun, und glauben daher, die anderen kontrollieren und abhängig machen zu müssen.

Personen in der Opfer-Rolle sind von der eigenen Hilflosigkeit, Ohnmacht und Unfähigkeit eines übermächtigen Geschehens fest überzeugt. Sie idealisieren oftmals die Verfolger und Retter, um sich vor der Verzweiflung zu schützen. Die anderen sollen ihnen bei der Bewältigung ihres Lebens helfen und Verantwortung übernehmen; sie wären sonst schuld an ihrem Elend, weil sie so verständnislos und unbarmherzig sind. Sie vermitteln den Eindruck, dass die anderen sich zu ändern haben, damit sie sich wohlfühlen können. Sich als Opfer zu erleben hat natürlich auch seinen Nutzen. Man darf jammern, denn schließlich kann man selbst nichts für sein Leiden. So bringen sich die Opfer in eine durchaus mächtige Position, entledigen sie sich doch aller Verantwortung und erhalten oftmals auch noch viel positive Zuwendung, Unterstützung und Zuspruch durch den Retter und Zurechtweisungen durch den Verfolger. Opfer müssen also selbst recht wenig tun, um beachtet zu werden.

Wichtig erscheint es nun einerseits zu erkennen, zu welchen Rollen sie vorwiegend tendieren, und andererseits, was sie tun können, um erst gar nicht in eine Rolle »einzusteigen«. Letztlich geht es im Sinne der Selfness-Beziehung immer darum, selbst für die eigenen, grundlegenden Bedürfnisse zu sorgen und diese auf angemessene Art und Weise im eigenen Leben zu befriedigen. Dadurch sind wir weniger anfällig, vom Gegenüber in eine der Rollen im Drama-Dreieck »eingeladen« zu werden. Alle genannten Selfness-Aspekte können Ihnen helfen, Ihre Fähigkeit zu verbessern, sich selbst zu beruhigen, heilsam auf die eigenen Verletzungen einzuwirken und die hochkochenden Ängste zu verringern. Somit können Sie sich in Hinkunft mehr mit Ihrer Selbstheilung beschäftigen, als immer wieder aufs Neue in Dramen hineingezogen zu werden und verdeckt, mit Hilfe Ihrer bevorzugten Rollen, um Aufmerksamkeit zu buhlen oder Ihre Partnerin auf Distanz zu halten. Das ist der unweigerliche, einzigartige Weg zu mehr Selbstliebe und damit zu besseren Beziehungen. Dafür braucht es erwartungsfreie Räume, um sich selbst immer wieder erholen zu können, sowohl von den Erwartungen an sich selbst als auch von jenen der Partnerin.

Wollen wir weg von der passiven Haltung einer »Wellness-Beziehung« hin zu einer »Selfness-Beziehung«, in der wir uns selbst um unser Wohlergehen kümmern, können wir lernen, unsere Wünsche umzuformulieren und sie uns selbst zu erfüllen:

»Ich bin selbst verantwortlich, dass ich mich wohlfühle« statt »Sorge dafür, dass ich mich wohlfühle«

»Ich will zu erkennen und auszudrücken lernen, was ich brauche« statt »Errate, was ich brauche«

»Ich habe mich innerlich zu sehr aufgegeben und mich selbst verlassen« statt »Ich wurde verlassen«

»Ich will mir selbst treu bleiben« statt »Sei mir treu«

»Ich will lernen, unabhängiger zu werden« statt »Du hast ein Problem mit Nähe«

»Ich will lernen, mich selbst und dich besser zu verstehen« statt »Ich fühle mich von dir unverstanden«

»Ich gestehe mir den Wunsch nach eigenem Wachstum zu« statt »Du sollst dich verändern«

All das Wissen um eine Selfness-Beziehung kann uns natürlich nicht vor den Umbrüchen und Krisen des Lebens bewahren, auch nicht vor den alltäglichen und zuweilen schmerzhaften Lernerfahrungen, die Beziehungen mit sich bringen. Aber sie sind ein wichtiger Kompass auf dem Weg, bewusster, weniger zerstörerisch, unbeschadeter den Weg zu sich selbst und in Richtung einer lebendigen und erwachsenen Beziehung zweier sich selbst liebender Individuen zu gehen. Indem wir vom anderen wirklich berührt werden, begegnen wir uns selbst, unseren Ängsten, unserer Liebesfähigkeit, unserer Abhängigkeit, unserem inneren Kind, den Begrenzungen, dem Suchen nach Freiheit und Individualität.

Sämtliche Selfness-Aspekte stellen nicht umsonst die einzelne Person in den Fokus und nicht die Beziehung an sich. Allzu oft wird an der Beziehung herumgeschraubt, wird versucht, sie zu verbessern oder gar zu retten, was in dieser Tiefe nicht möglich ist, ohne die beiden Personen auch für sich allein zu betrachten. Beziehung ist das Resultat von zwei Menschen, die mehr oder weniger bei sich selbst sind. Idealerweise lernen sie sich selbst immer besser kennen und in ihren Besonderheiten akzeptieren, erleben sich selbst als wirksam und verantwortungsvoll, lernen, mit ihren mitgebrachten Prägungen umzugehen, und können eigenverantwortlich sich selbst beruhigen. Wer nebenbei noch eine sinnvolle Beharrlichkeit an den Tag legt, seine Bemühungen zu intensivieren und sich mit den Problemen, mit denen er in seiner Beziehung ringt, auseinanderzusetzen, sowie als unangenehm betrachtete Gefühle um des Wachstums willen zu ertragen lernt, dem stehen wundersame Beziehungsabenteuer bevor.

Zu verstehen bedeutet noch lange nicht, all das auch leben zu können, aber es ist immerhin eine hilfreiche Unterstützung auf dem Weg dahin. Viele erfühlen den Weg, leben und kämpfen, so gut es eben geht; sie verstehen erst im Nachhinein, dass dieser Kampf einen tieferen Zweck hatte und einem bestimmten Muster gefolgt ist. Leider erzeugt der unbewusste Kampf viele unnötige Opfer, etwa wenn der Kampf um sich selbst gewaltsam nach außen statt zuerst nach innen gefochten wird und die wesentlichen Beziehungsaspekte nicht verstanden werden. Wer losmarschiert, auch ohne viel Wissen im Gepäck, aber zumindest mit dem Wunsch, er selbst zu werden, der wird seinen Pfad früher oder später schon finden; oder er entsteht Stück für Stück beim Gehen, nach dem Motto: Viele Wege führen nach Rom. Die Frage ist, ob Sie tatsächlich nach Rom – als Sinnbild für eine gelungene Beziehung und die Selbstwerdung – wollen und bereit sind, die Strapazen ebenso wie die wundersamen Momente durchzustehen. Die Frage ist auch, ob Sie gewillt sind, sich mit den tiefen Aspekten einer Selfness-Beziehung zu beschäftigen, Sie sich also zuerst mit sich selbst beschäftigen wollen und nicht beim anderen einfordern; oder ob Sie aus Angst vor den inneren und äußeren Konsequenzen die Gewohnheit und die vermeintliche Sicherheit der eigenen Wahrheit vorziehen, ob sie weiterhin all ihre Anstrengungen, all ihre Energie, all ihr Handeln in Überzeugungsarbeit und die Missionierung des anderen stecken – der vielleicht sogar bekundet, dass er sie liebt, und dennoch nichts an seinem Verhalten ändert. Überlassen Sie es Ihrer Partnerin, sich zum von ihr selbst gewählten Zeitpunkt zu entwickeln.

Drängen Sie sie nicht, denn das könnte in Wahrheit nur ein Ausdruck Ihres Wunsches nach eigenem Wachstum sein.

Oft haben sehr emotionale Männer, denen Beziehung, Liebe und Partnerschaft stark am Herzen liegen und die sich besonders danach sehnen, vom anderen diese innere Erfüllung zu erhalten, eine Partnerin, die mehr ihre Verstandesseite lebt; die oft mehr auf ihre Angst hört und über den Verstand Sicherheit gewinnen will, als sich in eine Beziehung fallen zu lassen. Gerade diese Männer sind gefordert, zu sich selbst zurückzukehren und die Liebe, die sie so sehr ersehen, zuerst und immer wieder in sich selbst zu entdecken. Dafür braucht es Zeiten des Alleinseins und der Abgrenzung, nicht der Ablenkung und »Umwegversorgung«. Doch gerade das halten diese Männer oft nicht aus. Über unsere Partnerin können wir Männer erkennen: Wo die Angst ist, da ist der Weg – und da ist auch eine wachsende und zunehmend reife Beziehung möglich. Unsere bewusste, liebevolle Beziehung zu uns selbst ist entscheidend für tragfähige Beziehungen zu anderen.

Nach diesen essenziellen, aber zugegeben etwas theoretischen Lebensweisheiten möchte ich nun wieder einen Schritt konkreter werden: Begeben wir uns auf die Spuren der inneren Wahrheit.

Can you Feel my Heart Beat?

Wenn Männer wahrhaftig für die Liebe losgehen

Ich erinnere mich an eine eindrucksvolle Szene in einem Nick-Cave-Konzert im Jahr 2018, als er das Publikum fragte »Can you Feel my Heart Beat?«, während er sich vorlehnte, ja richtiggehend reinlegte in sein Publikum, abwechselnd »Bum, Bum,Bum« hauchte und fauchte und sich von den Leuten in den vordersten Reihen an seiner Brust berühren ließ. Er erzeugte damit eine unglaubliche Nähe zu seinem Publikum, Blickkontakt inklusive. In seinem Song *Higgs Boson Blues*, aus dem diese Zeile stammt, sind unzählige Anspielungen und Bilder enthalten, vom Higgs-Boson-Teilchen, das vielleicht alles zusammenhält und mit den anderen kleinsten Teilchen interagiert, von der Suche eines Mannes nach großen, längst vergangenen Momenten, er ist (tatsächlich oder bildhaft) nach Genf zum Teilchenbeschleuniger unterwegs, um herauszufinden, was uns verbindet. Dieser Mann wirkt, als hätte er schon zu lang sein Herz nicht mehr wirklich geöffnet, als wäre sein Leben einfach so dahingelaufen. Der Song hält jede Menge bedeutungsschwangeren Stoff bereit. Ich lasse hier nur die Stimmung der Frage »Can you Feel my Heart Beat?« stehen: »Kannst du mein Herz schlagen hören? Kannst du verstehen, was ich auszudrücken versuche? Ich höre es, ich nehme wahr, was es mir sagt. Ich will mich dir zeigen, so, wie ich wirklich bin. Ich will damit Nähe zu dir aufbauen, echten Kontakt, eine Verbindung, die wir Liebe nennen.«

Die Distanz zu uns selbst – zu unserem Herzen – erzeugt Distanz zur Partnerin. Die Liebe – also die Verbundenheit zu ihr – wird dadurch unterbrochen. Wir meinen, wir müssten uns schützen, doch damit verhindern wir die Nähe, nach der wir Männer uns genauso sehnen wie die Frauen.

Jeder Mensch ist einzigartig und unverwechselbar. Was für den einen seine individuelle und persönliche Welt darstellt und ganz selbstverständlich wirkt, ist für den nächsten völlig anders. Niemand denkt, fühlt, spricht und handelt so wie er. Niemand erlebt diese Welt so wie er, niemand macht dieselben Beziehungserfahrungen. Eine entscheidende Herausforderung unseres Beziehungslebens besteht darin, unserem Gegenüber die eigene Welt verständlich zu machen, die Partnerin an unseren Gedanken, unseren Gefühlen und unseren Werten teilhaben zu lassen und ihr so Zutritt zu unserer Realität zu gewähren. Gleichzeitig sollten wir uns anstrengen, unseren Mitmenschen und im Besonderen unserer Partnerin in ihre Welt zu folgen, und diese als die ihre respektvoll anerkennen. Auch, wenn wir es natürlich besser wissen, nehmen wir allzu oft an, dass unser Gegenüber die Welt mit unseren Augen sieht. Besonders in Liebesbeziehungen gehen auch wir Männer oft davon aus, dass die Partnerin ohnehin wissen müsste, was wir selbst denken und fühlen oder meinen, bei der Partnerin ganz selbstverständlich zu erkennen, was in ihr vorgeht. Hier stoßen Männer und Frauen gleichermaßen an ihre Grenzen; oft versuchen sie, sich mit Pauschalisierungen über das andere Geschlecht, das unverständliche Wesen, lustig zu machen und damit zu kaschieren, wie schmerzvoll es ist, dass sie sich unverstanden fühlen.

Dazu kommt, dass wir früh lernen, dass eine gewisse Form der Unehrlichkeit einfach dazugehört. Als Konsequenz daraus missachten und verstellen wir uns selbst auch in unseren Beziehungen, misstrauen unseren Gefühlen und spielen Theater. Damit rauben wir uns unsere authentische Lebenskraft und töten so letztlich in uns selbst die Liebe für die Partnerin. Wer sich der eigenen inneren Wahrheit stellt, sie wahrnimmt, versteht, akzeptiert und ernst nimmt und sie, so ehrlich und gut es möglich ist, nach außen trägt, der erntet nicht nur Leichtigkeit und Lebensfreude, sondern bekommt auch in der Partnerin seinen Spiegel. Auch sie kommt dann meist nicht umhin, auf ihre Art ihrer eigenen inneren Wahrheit zum Durchbruch zu verhelfen oder zumindest authentischer zu werden. Das erzeugt eine neue, tiefe Ebene im Beziehungsleben. Das ist nicht immer einfach, braucht Übung und ein Grundverständnis davon, was eine gute Beziehung ausmacht. Und es braucht die Bereitschaft, mit der eigenen Wahrheit angstfrei und bewusst umzugehen. Wer versteht, dass jeder Mensch die Verantwortung für seine Gedanken und Gefühle, für seine Worte und Taten selbst trägt, weiß, dass mit der inneren Wahrheit letztlich niemand anderer verletzt werden kann – auch wenn sie zu Beginn ein Schmerzgefühl im anderen auslöst. Doch natürlich braucht es auch Bewusstsein und Verantwortung, mit seiner Ehrlichkeit den anderen nicht absichtlich zu verletzen, etwa um sich selbst zu erleichtern. Nicht jeder Gedanke, nicht jedes Gefühl, das einen durchströmt, nicht jede (Fehl-)Handlung darf ungefiltert nach außen. Nur dann ist die Konsequenz der Wahrheit die Liebe, die in verschiedenen Farben und Formen daherkommt und auf ganz unterschiedliche Weise gelebt werden kann. »Seitdem ich mir darüber bewusst geworden bin, wie es mir in meiner Beziehung geht und wie ich sie mir vorstelle, führe ich zunehmend offene Gespräche mit meiner Frau, und ich muss sagen: Wenn die Sätze mit ›meine Wahrheit ist‹ beginnen, wird es wirklich interessant«, erzählte mir ein

Freund in einem intensiven Gesprächen über das Thema dieses Buches.

Die Liebe in ihrer Ganzheit zu begreifen heißt zu erkennen, dass sie nicht im anderen ist, sondern in uns selbst. Für ihr Entflammen brauchen wir allerdings ein Gegenüber. Für ihr Auslöschen genügt es, dass sie in uns verkümmert, wenn wir uns selbst ignorieren und belügen. Sie wächst unaufhaltsam, wenn wir uns unserer eigenen Wahrheit öffnen, sie Stück für Stück zu leben lernen, zu uns selbst stehen und dem Gegenüber liebevoll, aber auch wahrhaftig begegnen. Wenn die Partnerin bereit ist, das Gleiche zu tun, ist eine reife, liebevolle und bereichernde Liebesbeziehung der Lohn. Auf dem Weg dorthin gilt es, der eigenen Wahrheit immer näher zu kommen, mit den unangenehmen Seiten in uns Frieden zu schließen, uns der Wahrheit zu öffnen und den anderen nach und nach daran teilhaben zu lassen – unabhängig von dessen Freude und Schmerz.

Nachdem ich mich und die Liebe nicht kaltstellen, abtöten oder sie gar in Hass oder Depression umwandeln lassen wollte, musste ich lernen, mit der Wahrheit in mir und der Wahrheit meiner Frau zu leben. Es galt, einer offenbar unausweichlichen Trennung ins Auge zu sehen. Dabei erkannte ich, wo die Trennung nur Auslöser für Gefühle in mir war, ohne dafür verantwortlich zu sein. Ich musste mich meiner inneren Wahrheit stellen und auch meine Frau damit konfrontieren. Das hieß für mich, meine üblichen Verhaltensweisen zu verlassen, und ich erlebte überraschenderweise, wie unsere Verbindung liebevoll blieb, wie ich immer kraftvoller, lebendiger, mir selbst bewusster, achtsamer, erfolgreicher – also schlicht mehr ich selbst – wurde. Das ist ein Weg, dem ich weiter folgen will, da ich nach wie vor Unsicherheiten, Ängste und diverse weitere Stolpersteine mit mir herumtrage. Ich strebe allerdings nicht an, der perfekte Mann, sondern immer mehr ich selbst zu sein.

Anhand von drei Beats will ich Ihnen den Weg zum eigenen Herzen noch etwas genauer beschreiben. Diese Beats sind »Werkzeuge«, die mir geholfen haben, meine eigene Wahrnehmung besser zu schulen und zur inneren Wahrheit zu finden.

Sind Sie bereit, genauer hinzuhören?

Beat 1: Sich selbst bewusst wahrnehmen

»Bei unserem letzten Streit wurde ich immer lauter, schlug plötzlich mit ganzer Wucht auf den Tisch und schrie: ›Jetzt ist aber Schluss!‹ Das hat meiner Frau Angst eingejagt«, erzählte mir ein Mann Mitte 50 in der Beratung. »Ich war früher nicht so, ich hatte mich immer unter Kontrolle. Es hat vor zwei Jahren begonnen, dass wir wegen Kleinigkeiten immer wieder stritten. Das war die Zeit, als ich neben unserem Hausbau auch viel gearbeitet habe und als Vertriebsleiter großen Stress hatte. Ja, ich war schon sehr angespannt, aber ich habe mir gedacht, die anderen Männer schaffen das doch auch. Und ich bin doch auch stark. Ich wollte es jedem recht machen. Und ich trinke normalerweise nicht, aber bei der letzten Feier habe ich das Bier nur so in mich hineingeschüttet, hat mir meine Frau danach gesagt.«

In unserer hektischen Zeit erinnern sich viele Menschen wieder an Möglichkeiten der Achtsamkeit und versuchen ihre eigene Form dafür zu finden, etwa mit Meditation, Schweigen, Fasten, Pilgern oder mit Körperübungen und Trainings wie Yoga, Qui Gong oder Atemtechniken. Sie wollen sich ohne Ablenkung für eine bestimmte Zeit auf eine Sache konzentrieren, Tagebuch schreiben oder allein Zeit in der Natur verbringen. Auszeiten aus dem alltäglichen Hamsterrad zu nehmen und dafür sogar auf Geld zu verzichten sind heute gängige Wege, sich selbst näher zu rücken.

Allerdings sollen diese Möglichkeiten, bewusster mit

sich umzugehen, tatsächlich zu mehr Achtsamkeit – im Sinne einer tieferen Wahrnehmung für sich selbst – führen und nicht dafür missbraucht werden, vorhandene Gefühle oder Beziehungsschwierigkeiten wegzutrainieren. Sie sind weder ein Heilmittel noch ein Mittel zur Stimmungsaufhellung oder Selbstoptimierung.

Ich habe mit diversen Achtsamkeitsübungen, speziell auch in Bezug auf das Thema Beziehung, hilfreiche Erfahrungen gemacht. Im Grunde sind es immer dieselben Schritte, die zur Entwicklung der eigenen Persönlichkeit und der Partnerschaft beitragen: wahrnehmen, verstehen, akzeptieren und handeln. Doch wie bekommt man das in den Alltag? Wie kann die Beziehung wieder zu dem Abenteuer werden, als das sie ursprünglich gedacht war? Es heißt innezuhalten, neugierig hinzuschauen und – und das ist bei Weitem am schwierigsten – zu sich selbst ehrlich zu sein. Es geht darum zu erfassen, wie es Ihnen tatsächlich geht, und nicht zu versuchen, Ihr vorgefertigtes oder idealisiertes Bild einer Beziehung zu bestätigen. Dass dabei auch etwas zum Vorschein kommen kann, was Sie eigentlich gar nicht sehen wollen, brauche ich wahrscheinlich gar nicht zu erwähnen. Einige Wahrnehmungen könnten Ihr Bild von Ihrer »heilen Welt« durchkreuzen, Ihnen also zeigen, wo Sie sich selbst etwas vormachen. Doch genau an diesem Punkt beginnt das Abenteuer.

Eine ausgezeichnete Möglichkeit, sich seiner Gedanken bewusst zu werden, ist es, sie möglichst frei laufen zu lassen und dabei aufzuschreiben. Die amerikanische Künstlerin Julia Cameron wird mit dem Begriff »Morgenseiten« am stärksten in Verbindung gebracht. In ihrem Buch *The Artist's Way* hat sie die Methode und ihre Wirkungen beschrieben. Sie empfiehlt, morgens nach dem Aufstehen drei DIN-A4-Seiten handschriftlich zu schreiben, ohne sich vorher Gedanken über Thema und Stil zu machen – also einfach intuitiv drauflos zu schreiben. Dadurch wird der eigene Bewusstseins- und Gedankenstrom in einer Art Schreibmeditation aufs Papier gebracht. Danach lässt man ihn zumindest für einige Zeit ruhen, liest oder gar redigiert also nicht, was man gerade geschrieben hat. Indem man seinen Geist durch das Aufschreiben störender oder negativer Gedanken befreit und sie schreibend näher kennenlernt, erhält man Zugang zu Erinnerungen und gewinnt neue Perspektiven. Diese Auseinandersetzung mit seiner Innenwelt ist für Julia Cameron eine Grundvoraussetzung für Kreativität, gleichzeitig »ein Date mit sich selbst«, seinen Gedanken, seinen Ängsten und Sorgen und dem eigenen Schatten. Auf diese Weise können sie einen im Laufe des Tages nicht überraschen, und man kann sich darauf konzentrieren, was im Moment gerade wichtig ist. Morgenseiten machen sichtbar, was da ist, und befördern nicht negatives Denken. Indem man jeden Tag seinem Gedankenstrom Aufmerksamkeit schenkt, wird man zunehmend geübter darin, seine Innenwelt wahrzunehmen. Diese geschärfte Achtsamkeit nimmt man in den Alltag mit. Üblicherweise lassen dadurch Gedankenkreisen und Ängstlichkeit nach.

Ähnlich, nur von der Tageszeit unabhängig, funktionieren die sogenannten »Free Writings«, die zehn Minuten (gern auch sieben oder zumindest fünf Minuten lang) dauern. Es empfiehlt sich, einen Wecker zu stellen und drauflos zu schreiben, was das Gehirn gerade so hergibt. Wichtig ist, dass der Stift nicht stillsteht. Es geht darum, in den Fluss des Schreibens und der Gedanken einzutauchen. Fällt einem gerade nichts ein, denkt der Kopf also gerade nichts, dann schreibt man: Mir fällt gerade nichts ein – so lang, bis sich das Gedankenkarussell weiterdreht. Free Writings werden in der amerikanischen Übersetzung auch als »unrühmliche Gehirnentleerung« bezeichnet, nach dem Motto: Damit wird niemand Ruhm und Ehre ernten, dafür aber gut zu sich und seinen Gedanken finden und damit freier und klarer werden.

Besonders in unruhigen und stressigen Zeiten, in denen

einen alles zu übermannen scheint, tun diese kurzen Schreibsessions gut. Sie klären, beruhigen, führen einen wieder zu sich selbst zurück und bringen mehr Klarheit. Mit diesen Methoden können Sie die Art und die Richtung Ihrer Gedanken besser wahrnehmen. Sie können erkennen, welche Gedanken immer wiederkehren, sie besser erkennen, wenn sie wiederauftauchen, und damit auch leichter gegensteuern. Sie geben Ihnen die Chance, in sich hineinzuhorchen, welche »Glaubenssätze« Sie immer wieder denken, also welche wiederholenden inneren Sätze in Ihnen regelmäßig auftauchen. Mit ein bisschen Übung und Selbstkenntnis werden Ihnen diese schnell klar. Übliche Glaubenssätze in puncto Beziehung sind etwa: Ich bin nicht gut genug, ich bin nicht liebenswürdig, Männer sind ..., Frauen sind ..., Beziehungen sind ..., ich finde ohnehin nie die Richtige, ich bin nicht attraktiv genug. Was haben Sie so auf Lager in Ihren inneren Hallen?

Glaubenssätze spiegeln oft Beziehungs- oder Erziehungseinstellungen der eigenen Eltern wider, sie sind eine willkürliche Prägung und keine objektive Wahrheit oder gar Ausdruck der eigenen Persönlichkeit. Daher heißen sie auch so, sind aber dennoch sehr mächtig. Wie man Glaubenssätze gut erkennen, bearbeiten, ihren Wahrheitsgehalt entzaubern und damit neue Wege gehen kann, dafür hat Byron Katie mit »The Work« ein ebenso einfaches wie großartiges Tool entwickelt. Damit können Sie nicht nur Ihre Gedanken besser erkennen, sondern auch, welche Gefühle sie in Ihnen auslösen. Sie werden anhand von vier einfachen Fragen nahezu gezwungen, deren Wahrheitsgehalt und ihre Auswirkungen zu erkennen. Anschließend werden Sie aufgefordert, Ihre auf eine Person oder ein Thema bezogenen Gedanken nach klaren Vorgaben zu verändern, und müssen zumeist erkennen, dass und wie sehr diese Gedanken mit der weiter oben beschriebenen Projektion zu tun haben. Sie werden zu hilfreichen Antworten geführt, die Ihnen Ihren eigenen Anteil bewusst machen und die Sie sich selbst näherkommen lassen. Katies Arbeitsblatt »Urteile über deinen Nächsten« eignet sich besonders für eine Beziehungsanalyse. Hier können Sie einmal so richtig über die Partnerin herziehen, ihr die Verantwortung für Ihre Gefühle geben, weil sie sich so verhält, wie sie sich verhält. Allerdings werden Sie anschließend mit einfachsten Möglichkeiten zu sich zurückgeführt und kommen damit der eigenen inneren Wahrheit ein großes Stück näher. Wir tun uns in der Regel alle leichter, den anderen anzuklagen, als bei uns zu beginnen. Also seien Sie im besten Sinne gewarnt: Sie werden enttarnt!

Auch unser Körper sendet uns Signale, nur hören wir meist zu selten auf ihn. Über den Körper kann sich ausdrücken, was die Seele sagen will. In einer meiner Beratungen regte sich ein Mann über das Agieren seiner geschiedenen Frau auf. Dabei wurde er immer lauter, spannte seinen Oberkörper deutlich an, erhob sich immer mehr aus seinem Stuhl und bekam rote Flecken im Gesicht. Als ich ihm seinen körperlichen Ausdruck bewusst machte und ihn fragte, wie es ihm gehe, sagte er: »Na, ich bin wütend, zornig«, und nach einer Weile: »Hilflos. Man muss doch merken, dass ich hilflos bin, wenn ich so laut werde.«

Zum einen scheitern wir bei der Selbstwahrnehmung, indem wir uns ablenken. Wir geben ständig Vollgas, sind von jeder Menge Alltagslärm umgeben und haben unzählige Gelegenheiten, Knöpfe ein- und unsere Gefühle abzuschalten. Zum anderen haben wir uns ein bestimmtes Konzept von uns selbst zurechtgelegt, in das bestimmte Gefühle passen, andere jedoch nicht. Darüber wollen wir, so gut es geht, die Kontrolle behalten. Doch die Selbstwahrnehmung zu erhöhen bedeutet auch: Kontrollverlust. Wenn wir von unseren Gefühlen abgeschnitten sind, erschaffen wir häufig Schmerz und Drama, um uns überhaupt lebendig zu fühlen. So wie pornosüchtige Männer immer stärkere Reize benötigen, um Erregung zu erleben, erzeugen wir schmerzliche

Situationen, lassen uns zu immer unglaublicherem Verhalten hinreißen, nur um etwas zu fühlen. Das beginnt bei Sticheleien und geht bei einigen bis hin zur Anwendung von Gewalt. Nur die Bereitschaft, uns für unsere wahren Gefühle zu öffnen, erlaubt es uns, am wahrhaftigen Leben teilzuhaben – ohne Drama und künstlich aufgebauschte Ablenkung. Wenn wir die Selbstwahrnehmung erhöhen, laufen wir nicht fremdbestimmt durchs Leben, sondern können es in seiner Echtheit erleben, wie es eben nun einmal ist.

Doch selbst wenn wir zur Ruhe kommen, Gefühle zulassen oder sie schon so stark anklopfen, dass wir sie nicht mehr ignorieren können, scheitern wir in der Wahrnehmung, wenn wir dafür keine Begriffe, sondern rein bewertende Zuschreibungen wie »gute Gefühle« und »schlechte Gefühle« haben. Mit den guten haben wir ja alle kein Problem, obwohl es natürlich schön wäre, genauer zu wissen, was einem da das Herz höherschlagen lässt. Ist es Zufriedenheit? Stolz? Ausgeglichenheit? Lust? Verbundenheit oder das Gefühl von Sicherheit, das uns Freude bereitet? Noch schwieriger wird es bei der Wahrnehmung der sogenannten schlechten Gefühle. Da wir sie ohnehin nicht wahrhaben und wahrnehmen wollen, sind wir meist nicht bereit, sie auch noch genauer zu hinterfragen und ihnen mit dem richtigen Begriff zu begegnen, damit wir überhaupt wissen, mit wem wir es hier zu tun haben. In dem Wunsch, die positiven Gefühle zu verstärken und die negativen nicht zuzulassen, missachten wir ein Gesetz, das besagt: Nur wer traurig sein kann, kann auch fröhlich sein. Damit werden wir zunehmend gefühlsärmer. Diesen Aspekt habe ich im Kapitel *Sometimes we Cry: Pendel der Gefühle* in meinem ersten Buch *Männerabend. Warum Männer einen Mann zum Reden brauchen – und was Frauen darüber wissen sollten* bereits ausführlich beschrieben. Eine gute Möglichkeit, sich der eigenen Gefühle bewusster zu werden, ist, sie anhand der geeigneten Begriffe genauer kennenzulernen. Schauen Sie in einer Liste von Gefühlen nach, wie sie sich momentan zum Beispiel in Bezug auf ihre Partnerin oder ihr Singledasein fühlen.

Bei der Selbstwahrnehmung geht es darum, sich voll und ganz, tief und wahrhaftig mit dem gegenwärtigen Moment, mit seinen Gedanken, Gefühlen und Körpersignalen zu verbinden. Das ist Abenteuer pur und kein einfaches Unterfangen. Es braucht etwas Training, und, wie bei allen Abenteuern, auch Vorbereitung. Am Ende wird sich herausstellen, dass es immer wieder eine neue Wahrheit zu entdecken gibt, dass unsere Empfindungen ständig im Wandel sind. Ein Mann Mitte 30 erzählte mir, dass er es in seiner neuen Wohnung nicht aushält. »Besonders schlimm ist es, wenn ich die Kinder am Sonntagabend zu meiner Ex-Frau zurückbringe und dann in meine leere Wohnung fahre.« Dann überkommt ihn die Traurigkeit. Was er mit dieser Traurigkeit macht, frage ich nach. »Mich ablenken, damit ich sie nicht mehr spüre, und ich sage mir: ›So ist das nun einmal.‹« Manchmal ist es sicherlich gut, sich abzulenken. Manchmal ist es aber auch gut, die Gefühle, wie in diesem Fall die Traurigkeit, zu fühlen. Im Falle des Mannes aus dem Beispiel zeigte die Traurigkeit den Wunsch nach mehr Verbundenheit mit seinen Kindern. Das ist doch ganz normal und in Ordnung.

Beat 2: Die eigenen Gefühle verstehen

Die eigenen Gefühle wirklich zu fühlen ist die wichtigste und grundlegendste Form des Heilens. Wir alle fühlen uns von Zeit zu Zeit »schlecht«, doch was wir als nicht gut empfinden, ist in Wahrheit eine Gelegenheit zur Heilung – wenn wir die Bereitschaft aufbringen, bedrängende Gefühle zu fühlen, bis sie vergangen sind. Um sich selbst besser wahrnehmen und seine eigenen Stimmungsschwankungen besser verstehen zu können, brauchen wir Wissen rund um das

Thema Gefühle. Als ersten Schritt können wir den Gefühlen ihre Bezeichnung geben und kommen damit uns selbst und dem Geschehen im Inneren bereits näher. So tappen wir nicht mehr völlig im Dunklen. Das reicht allerdings meist nicht aus, um die starken Veränderungen unserer Launen, die wie von Geisterhand Himmel und Hölle erschaffen, zu entwirren. Als gäbe es keine Lösung für beständigen, inneren Frieden, bleiben wir oft verwirrt und ratlos zurück. Wir versuchen, die Gefühle zu ignorieren, um ihnen Herr zu werden. Daher werden sie unterdrückt, übertüncht, betäubt, ins Eck gestellt, unter den Teppich gekehrt. Wir belügen uns selbst und die Partnerin, verstecken uns und unsere kleinen und größeren Heimlichkeiten oder leben in verstohlenen Winkeln etwas aus. Um unsere wechselnden Launen besser verstehen zu lernen, müssen wir sie nicht nur besser wahrnehmen lernen, sondern auch den Unterschied zwischen Gefühlen und Emotionen verstehen. Die südafrikanische Körpertherapeutin Dianne Richardson klärt uns auf, dass die Wörter »Emotionen« und »Gefühle« zwar synonym gebraucht werden, sie es in Wahrheit aber nicht wirklich sind.

Die Bedeutung einer genauen Unterscheidung von zwei scheinbar gleichen Begriffen wurde mir bereits vor vielen Jahren in der Arbeit mit gewalttätigen Männern bewusst. In unserer Alltagssprache werden die Begriffe »Aggression« und »Gewalt« synonym verwendet. Jeder, der genauer hinhört, erkennt allerdings, dass die Unterschiede der Wortbedeutung den Grundstein für die Erklärung für gewalttätiges Verhalten legen. Gewalttätige Männer erkennen oftmals ihre wahren Gefühle nicht. Sie wollen sie nicht wahrhaben und sich nicht dafür einsetzen, ihnen Ausdruck zu verleihen, sondern deren Auswirkungen wütend von sich wegschlagen, um sie loszuwerden. Es wird nicht erkannt, was da eigentlich brodelt. Zumeist wird runtergeschluckt, ausgehalten und verdrängt, bis das Fass überläuft. Von der Wortbedeutung meint Aggression, an etwas heranzugehen, etwas in Angriff zu nehmen, sich für etwas einzusetzen – also etwas durchaus Positives. Insofern wollen meine Kollegen und ich in der Männerberatung gewalttätige Männer aggressiver machen, sie also dazu bringen, ihre Gefühle zu erkennen und sich entsprechend darum zu kümmern, anstatt mit Gewalt zu antworten.

Zurück zu Dianne Richardson. Sie klärt in ihrem Buch *Zeit für Liebe* und in vielen anderen Bereichen ihrer Arbeit mit Paaren den, wie sie sagt, »Riesenunterschied« zwischen Gefühlen und Emotionen auf. »Es ist wichtig, diesen Unterschied zu verstehen, besonders wenn es um die Liebe geht, denn wir verstehen dadurch unsere Psychologie besser und können anfangen, wirklich Verantwortung für uns zu übernehmen«, schreibt sie. »Wenn du den Unterschied kennst, kannst du verstehen, was passiert, wenn es passiert.« Gefühle sind ein Ausdruck dessen, was gerade jetzt, in diesem Augenblick, geschieht. Emotionen hingegen sind ein unbewusster Ausdruck von etwas Altem, von etwas, das bereits vorüber ist. Gefühle sind bewusst, wir können ihnen näherkommen, sie erkennen und verstehen lernen. Wenn wir Gefühle ausdrücken, übernehmen wir eher die Verantwortung und sagen »Ich brauche …« oder »Ich fühle …«. Sie stärken das Herz und bringen uns so denjenigen näher, die wir lieben. Durch ausgedrückte Gefühle dehnen wir unsere Energie aus, wir fühlen uns vital und leicht und vom Leben getragen. Emotionen wirken oftmals auf einer unbewussten Ebene. Während sich Gefühle eher spontan und unschuldig äußern, vermeiden Emotionen eher, etwas auszudrücken, und tendieren zum Verzögern oder Unterdrücken. Werden sie schließlich ausgedrückt, wirkt das oft zerstörerisch, lieblos und überwältigend. Emotionen beschuldigen gern den anderen und sagen »Immer machst du …«, »Nie kannst du…«, »Du bist schuld, dass …«. Emotionen wirken trennend auf die Beziehung. Wir spannen uns an, ziehen uns zusammen, fühlen uns schwer und hoffnungslos. Sie sind schmerzhaft und ermüdend. Wir fühlen uns getrennt von der Welt und weggestoßen von der Person, die wir lieben.

Irgendwann waren die Emotionen ignorierte Gefühle. Das fängt in der Kindheit an, wenn wir lernen, uns zusammenzureißen. Besonders gilt das für Männer, aber bei Weitem nicht nur. Jeder von uns hat seinen Rucksack an nicht wahrgenommenen Gefühlen, an Erlebnissen, die wir nicht oder nicht ausreichend adäquat ausdrücken konnten, die wir um des Überlebens willen unterdrücken mussten und die so zu kleinen oder größeren emotionalen Monstern mutierten und uns heute im Weg stehen. Sie sammeln sich langsam im Körper, werden gespeichert und beeinträchtigen die Harmonie aus Geist und Körper sowie die unserer Beziehungen. Sie stauen sich auf und wirken wie emotionale Blindgänger, die durch eine falsche Bewegung hochgehen können. Die Geister der Vergangenheit sorgen nun dafür, dass die Gegenwart kein völlig sicheres und störungsfreies Terrain ist, dass die Gegenwart niemals nur das ist, was sie ist, sondern immer durch den Filter der eigenen Vergangenheit wahrgenommen wird. Die Partnerin in einer Liebesbeziehung scheint (ebenfalls unbewusst) die beste Spürnase für die verborgenen Monster des anderen zu haben. Ihr gegenüber öffnen wir uns mehr als anderen. Durch die Nähe, die Verschmelzung, die Gefühle, die wir für sie empfinden, kommt sie in unsere geheimen Kammern und ist dort unseren Zündknöpfen gefährlich nahe.

Die Wucht einer emotionalen Detonation steht selten im Verhältnis dazu, was vorgefallen ist, und dazu, was sie damit ausgelöst hat. Wenn wir uns bewusst werden, welchen Einfluss unsere Vergangenheit auf den gegenwärtigen Moment ausübt, können wir den Unterschied zwischen Emotionen und unseren echten Gefühlen unterscheiden lernen. Dieser Erkenntnis habe ich viel zu verdanken. In meiner Verzweiflung in der Zeit der Trennung von meiner Frau haben sich meine Gefühle und Emotionen gut vermischt gezeigt. Das

Zusammenbrechen von Lebenswünschen und Idealvorstellungen löste Gefühle aus, die mir leicht verständlich waren; die Trauer darüber etwa konnte ich gut erkennen, mir selbst und guten Freunden gegenüber eingestehen und zeigen. Da war aber gleichzeitig ein tiefsitzender Schmerz über den Verlust, der mich niederstreckte. Diesen Schmerz kannte ich bereits. Er war zwar in dieser Form in der Realität gar nicht gegeben, bäumte sich aber dennoch heftig auf. Hilflos und beinahe wie betäubt erkannte ich dieses Gefühl aus meiner Jugendzeit und musste erkennen, dass meine Frau nicht die Verursacherin dieses Gefühls war. Es war bereits in mir da, bevor ich sie kannte. Neben vielen anderen wichtigen Erfahrungen machte diese Einsicht, dass es einen Unterschied zwischen Gefühl und Emotion gibt, eine Tür der Erkenntnis auf. Sie ließ mich nicht in Wut und Depression verharren, sondern machte mir klar, welche schmerzhafte, aber auch segensreiche und heilende Erfahrung ich gerade machte. So nahm ich meinen Teil der Verantwortung für diese Emotionen, so gut ich konnte, zu mir und kümmerte mich um den zwölfjährigen Jungen in mir, der damals bei einem Verkehrsunfall seinen älteren Bruder verloren hatte.

So konnte ich über die Jahre immer besser unterscheiden lernen, was gerade los ist. Ob es Gefühle sind, die es auszudrücken und zu leben gilt. Oder Emotionen, die gesehen, anerkannt und wieder losgelassen werden wollen. Besonders, wenn der Zustand anhält und Enge erzeugt, stelle ich mir die Frage: Woher von früher kenne ich das? Die alten Geister klopfen also immer wieder bei uns an, aber mit der Zeit erkennen wir sie früher. Wir laden sie auf einen Kaffee oder ein Bier ein, sehen sie uns ein bisschen an, um sie bald auch wieder zu verabschieden. Man kennt sich ja schließlich schon lange. Zugegeben, sie haben manchmal Gäste mit, die uns ordentlich in den Arsch treten, uns überraschen, uns neue Facetten zeigen können. Dennoch: Wer schon einmal mit der Geisterbahn gefahren ist, den beängstigt eine zweite Fahrt nicht mehr so stark; manchmal gefällt uns sogar der Nervenkitzel der Lebendigkeit – auch, weil wir uns freuen, wenn am Ende das Tor aufgeht und die Sonne wieder scheint. Wundern Sie sich nicht, wenn Sie etwa zur Erkenntnis kommen, dass Ihre Wut, die Sie gerade auf Ihre Partnerin niederprasseln ließen, sich in Wahrheit gegen Ihre Mutter oder Ihren Vater richtet.

Hinter Gefühlen wie Wut, Hass, Zorn, aber auch Angst verbergen sich zumeist andere, sogenannte originäre (also ursprüngliche) Gefühle. Der Angst kann etwa Einsamkeit zugrunde liegen. Wut kann ein Transportmittel für Trauer oder Hilflosigkeit sein, für die Ohnmacht, sich einer Situation ausgesetzt zu fühlen. Das lässt den einen hilflos am Boden liegen und den anderen explodieren. Um Einfluss nehmen zu können, muss das grundlegende Gefühl dahinter erkannt werden. Bisweilen gut versteckt, kommen Gefühle über das sogenannte »gespiegelte Selbst« daher; wir fühlen, was eigentlich zur Partnerin gehört. Durch die Verschmelzung, das Mitfühlen oder schlicht, weil wir nächtelange nebeneinander liegen, vermischen sich unsere Gefühle. Allzu oft trägt der eine etwas aus, was der andere nicht wahrhaben will. Insofern dürfen wir nie vergessen zu hinterfragen, was an den eigenen heftigen Gefühlen nun wirklich zu uns selbst gehört und was zum anderen.

Beat 3: Die eigene Wahrheit verstehen

»Es ist, wie es ist, sagt die Liebe«, schrieb der Lyriker Erich Fried. Die Ist-Situation anzunehmen, wenn alles rundläuft, ist schön und einfach. Wenn wir uns allerdings mit Gefühlen konfrontiert sehen, die wir an uns nicht mögen, wenn wir uns gerade in einer Lebenssituation befinden, die uns nicht passt, die nicht unseren Wünschen oder Erwartungen entspricht und von der wir meinen, sie nicht selbst gewählt zu haben, fällt es den meisten von uns schwer zu akzeptieren, wie es ist. Wir wollen keine Niederlage einstecken, nicht kapitulieren, uns nicht von unserem hohen Erwartungsross herunterbewegen, unser aufpoliertes Leben nicht mit der Wahrheit beschmutzen. Wer es schafft, die Verantwortung auch für schwierige Situationen und Gefühle zu übernehmen, und diese zu akzeptieren lernt, wie sie nun einmal gerade sind, kann den Kampf dagegen loslassen. Damit werden Ressourcen frei, um die notwendigen Korrekturen vornehmen zu können. Denn dieser oft verbissene Widerstand gegen das, was gerade ist, stellt sich gegen den Fluss des Lebens; wohingegen Akzeptanz stets leichter einen neuen, oft besseren Weg öffnet.

Wenn wir nicht lernen zu akzeptieren, was ist, wenn wir uns dem entgegenstellen, uns bemitleiden oder jammern, bekommen wir die Kontrolle über unser Leben, die wir ja so gerne zurückhaben wollen, genau aus diesem Grund nicht wieder. Wir führen Scheingefechte, um das Gefühl zu bekommen, dass wir die Kontrolle haben. Oft empfinden wir es als persönliches Versagen, wenn unser Leben nicht rundläuft; unsere Selbstkontrolle und unser Selbstbewusstsein leiden, wir stecken unsere Energie in den Widerstand und kommen genau deshalb nicht vom Fleck. Das frustriert und führt zu neuerlichen Kämpfen. »Es war enttäuschend, dass ich gewisse Eigenheiten meiner Partnerin schwer akzeptieren konnte«, schilderte mir ein Mann in der Beratung. »Ich musste mich entscheiden: Will ich damit leben lernen? Oder schaffe ich es nicht? Ich wollte lernen, sie zu akzeptieren, um mich nicht als Opfer zu fühlen, und machte mit der Zeit eine ganz neue Erfahrung. Ich konnte gut damit leben, manches nicht so gut annehmen zu können – das klingt paradox, hilft mir aber. Ich merke, dass ich dadurch besser aushalte, ja sogar akzeptiere, dass ich mit mir selbst auch nicht immer klarkomme oder manches an mir nicht mag.«

Es hilft beim Akzeptieren, sich darüber klar zu werden, dass auch die momentane Situation nur eine Momentaufnahme ist und ebenso vorbeigehen wird wie die schönen und einfachen Momente. Selbstmitgefühl, also Nachsicht und Verständnis für sich selbst und die momentanen Gefühle, ist besser geeignet als Selbstmitleid oder Kampf. Schenken Sie sich Trost, Verständnis und Unterstützung statt Selbstverurteilung. Es ist nicht möglich, alles zu kontrollieren und beeinflussen zu können. Insbesondere wir Männer haben damit ein Problem und müssen lernen, die Hilflosigkeit solcher Momente, gerade wenn es um Konflikte in Beziehungen oder ums Verlassenwerden geht, annehmen zu können, anstatt Gewalt gegen uns selbst oder andere zu richten. Die Realität zu leugnen ist immer gefährlich – also schauen wir hin und akzeptieren wir, was wir sehen oder fühlen. Das ist Selbstannahme, das ist Akzeptanz der eigenen Stärken und Schwächen, all seiner Gefühle und der momentanen Lebenssituation. Immer geht es aber auch darum, die (Ex-)Partnerin so anzunehmen, wie sie nun einmal (gerade) ist. Einfluss nehmen kann man allerdings nur auf sich selbst. Die Partnerin ist nur auf indirektem Weg, also nur über die Selbstveränderung, zu erreichen, denn dadurch wird sie sich neu auf uns beziehen müssen. Daher gibt es nur einen Hebel: Das momentane Leben, die aktuellen Gefühle, die eigenen Schwächen anzunehmen und zu lernen, das Leben zu feiern, unabhängig von der Partnerin Hoffnung zu schöpfen und für die eigenen Wünsche und Bedürfnisse einzutreten. Damit kehrt die Kraft zurück, und vieles wird sich neu ordnen.

Immer wieder mache ich die Erfahrung, wie Männer, die sich ganz plötzlich von der Frau verlassen fühlen, in den Gesprächen erkennen, dass sie sich eigentlich schon seit einigen Jahren »gedacht« haben, dass etwas nicht gestimmt hat; dass sie ihre Frau schon längere Zeit nicht mehr so »gemocht haben« wie früher. Offenbar hat ihre innere Stimme bereits laut gerufen, und sie wollten ihr nicht zuhören. Sie taten es als nicht real ab, schalteten auf Durchzug oder auf Aushaltemodus. Das ist nicht untypisch, nicht nur bei Männern. »Verstellen und etwas darstellen, was nicht ist, schafft man nicht auf Dauer. Die Unzufriedenheit steigt dann kontinuierlich, bei mir und bei ihr«, formulierte es ein Mann in einem Beratungsgespräch. »Dann vergrabe ich mich, bis ich am liebsten alles hinschmeißen will. Doch dann denke ich, jetzt sind wir schon so lange zusammen, also reiß dich zusammen, und ich drehe mich nach dem Wind und halte aus, was mir nicht passt. Jetzt fange ich an, meine Gefühle besser zu verstehen. Dass meine Wut eigentlich sagen will, dass ich so nicht mehr leben will. Ich bemühe mich jetzt, es bei ihr anzusprechen. Früher bin ich oft in meine Welt geflüchtet. Heute sage ich mehr, wie es mir geht und was ich will, und wir gehen beide wieder mehr aufeinander zu. Ich fühle mich viel besser, bin mit mir zufrieden, und dadurch haben wir eine bessere Beziehung. Ich glaube, ich habe mich viel zu wenig mit dem, was ich in unserer Beziehung will, eingebracht, habe meine Frau damit allein gelassen, und sie hat dann mit ihren Launen das Ruder übernommen. Das will ich jetzt ändern.«

Wir haben also mehr Handlungsspielraum für herausfordernde Beziehungssituationen, als einfach nur niedergeschlagen zu sein oder andere körperlich oder emotional zu verletzen. In der Männerberatung erlebe ich immer wieder Männer, die mir sagen, dass sie in angespannten Beziehungssituationen zwar weggehen wollen, ihnen die Frauen aber regelrecht nachlaufen und nicht aufhören zu diskutieren. Im Sinne der Selbstverantwortung müsste der Mann wohl ein klares »Ich komme wieder, aber ich brauche jetzt die Zeit für mich« ausdrücken und nicht einfach weggehen – oder gar zuvor noch austeilen und dann verschwinden. Allein könnte man dann wohl feststellen, dass die aufgetauchten verletzten Gefühle – etwa von Isolation und Verlassenheit oder sich betrogen oder abgewiesen fühlen – nichts Neues sind; dass diese Gefühle auch früher schon da waren und sich nur das Setting oder die Partnerin dazu verändert hat. Vielleicht fällt einem sogar ein Muster auf, das sich wiederholt und sogar verstärkt, wenn die Intimität mit der Partnerin wächst. Oftmals reinszenieren wir unsere Vergangenheit in unserer Gegenwart mithilfe der Partnerin.

Durch das Beobachten, Annehmen und Ausagieren der Emotionen verlieren sie langsam ihre Kraft. Damit sind sie nicht mehr so stark von unverdauten Erfahrungen aus der Vergangenheit verseucht und können leichter spontan ausgedrückt werden. Wenn das möglich ist, verhelfen wir der inneren Wahrheit zum Durchbruch, und damit können die Liebe und das Leben eine neue Leichtigkeit annehmen. Ein authentisches »Ich fühle mich gerade überfordert«, statt vorwurfsvoll dem anderen gegenüber auf die Trommel zu schlagen, wirkt wahre Wunder im Leben und in der Beziehung. Das kann nur, wer dieses Gefühl wahrnimmt, versteht und als solches akzeptiert, es also nicht reflexhaft als schwach bewertet. Es darf durchaus klar, deutlich und gerne mit kräftiger Stimme ausgedrückt werden. Jammern tun nur jene, die die Verantwortung für ihre Gefühle an andere übergeben. Oft sagen Männer zu ihrer Partnerin etwas anderes, als sie tatsächlich meinen oder fühlen, sie eiern herum und sprechen nicht präzise aus, was sie wollen. Manchmal erscheint es kurzfristig leichter und bequemer, etwas zurückzuhalten. Langfristig kostet es Nähe, Vertrauen, Leichtigkeit und Intimität mit dem geliebten Menschen. Die Liebe in uns stirbt ab, weil wir sie und uns nicht mehr spüren.

Bei vielen Männer scheint der Wunsch nach Freiheit und Distanz größer zu sein als bei der Partnerin. Tatsächlich braucht es zur Nähe auch Abstand. Das mag vor allem jene Männer nicht begeistern, die sehr beziehungs- und gefühlsbetont sind und den Großteil ihrer Lebensenergie aus der Beziehung holen. Doch ob es einen erfreut oder nicht, die Wahrheit kann nicht ohne (räumlichen) Abstand auskommen, um zu sich selbst, seinen eigenen Überzeugungen, Wünschen und Bedürfnissen zu finden. Daher sollten wir den Dauereinfluss des anderen ab und zu unterbrechen und Abstand zwischen uns und den geliebten Menschen bringen. Nur wer gesunde und angemessene Distanz leben kann, kann auch authentische und echte Nähe (er)leben.

Meist wissen wir Männer ganz genau, dass es ums Zuhören und Verstehen ginge, wenn sich unsere Partnerin gerade in einer herausfordernden Situation befindet. Weil sich das Gefühl der Partnerin dann aber nicht gleich reparieren lässt, kommt Hilflosigkeit in uns Männern hoch. Das mögen wir gar nicht und suchen daher schnell nach einer Lösung, um der Sache Herr zu werden. Oder wir schalten auf Durchzug, so gut es eben geht. In Wahrheit beschäftigt uns die Sache natürlich mehr, als wir zugeben, doch mit der Zeit wird die zugelegte Schutzschicht immer dicker, und die Frau fühlt sich zunehmend unverstanden. Das ist keine gute Voraussetzung für echte Nähe. Männer, die sich selbst und ihren Gefühlen näher sind, können auch ihrer Partnerin ein einfühlsames Gegenüber sein, ohne gleich im Ozean zu versinken.

Partnerschaft bedeutet auch, gemeinsame Ziele zu haben. Deren Erfolg wird sehr stark davon abhängen, wie sehr wir uns an einem gemeinsamen Ziel orientieren können. Hand in Hand ein gemeinsames Ziel zu verfolgen lässt uns eine Verbundenheit spüren, die ohne nicht auf Dauer anhalten kann. Damit lassen sich auch Schwierigkeiten viel leichter gemeinsam bewältigen. Jede Beziehung erhält ihre Chancen. Ob sich auch Erfolge einstellen, hängt maßgeblich davon ab, ob es auch eine gemeinsame Vision und gemeinsame Ziele gibt und diese immer wieder neu abgestimmt werden. Wahrheit ist eine Form des Gebens, mit der man sich selbst aus dem gefühlten Gefängnis befreien, aber auch der Partnerin wertvolle Impulse für ihre Entwicklung schenken kann. Es geht allerdings nicht darum, der Partnerin alles aufzubürden, um sich selbst zu befreien; es ist kein einmaliger Akt, der, wie eine Waffe eingesetzt, den Widerstand der Partnerin brechen soll. Es geht um eine bewusste Öffnung, um die Offenbarung der eigenen, tiefen Gefühle. Die Wahrheit immer wieder auszusprechen macht es möglich, dass beide Seiten zu Siegern werden. Das erschafft Fülle und echte Verbindung, auch wenn es zuerst geschmerzt haben sollte. Wenn man über einen längeren Zeitraum nicht darüber spricht, was man fühlt oder erlebt, schwindet die Verbindung, und die Entwicklung stockt.

Das Leben ist ein Ringen um Entwicklung, eine Aneinanderreihung von Herausforderungen, eine Gelegenheit zum Wachstum. Alles, was wir an tiefer Wahrheit in uns tragen, missachten oder zurückhalten, behindert unsere Lebendigkeit und unsere Lebensfreude. Anders ausgedrückt: Es kann wütend, cholerisch oder depressiv machen. Ehrlichkeit ist keine moralische Frage. Die Frage ist: Wie frei will ich leben und wie tief sollen meine Beziehungen sein? Ja, es braucht Mut, sich dieser inneren Wahrheit zu öffnen. Schritt für Schritt kommen wir damit uns selbst und der Partnerin näher.

Auch die Sexualität kann ein Weg zu mehr Innigkeit sein.

Relax

Männerherz und Sexualität

Relax war die erste Frankie-Goes-to-Hollywood-Single und entwickelte sich zu einem der erfolgreichsten Songs der 80er-Jahre, obwohl er zwischendurch, weil als zu obszön eingestuft, vielerorts nicht gespielt wurde. Auch wenn die Lyrics zuerst sehr allgemein und mehrdeutig daherkommen, *»entspann dich, mach es nicht, wenn du dorthin willst«*, ist doch spätestens bei der Zeile *»when you want to come«* klar, dass es um eine Anspielung auf den Orgasmus und um das Hinauszögern der Ejakulation geht. Dass es tatsächlich männlich konnotiert ist, wird in der Zeile *»mach es zu deiner Absicht, schieße in die richtige Richtung«* sehr deutlich. Entspannt kommt der Aufruf, sich zu entspannen und es (ihr oder ihm) richtig zu machen, nicht daher. Die Synthesizer lassen niemanden ruhig sitzen, und der Aufruf zur Entspannung wird eher geschrien als gesungen.

Zu viele Männer vögeln mit verschlossenem Herzen, und paradoxerweise geht das für sie meist leichter als mit offenem. Und doch möchten sie über ihren Schwanz Energie ins Herz aufnehmen, fühlen sich danach aber oft leer und kraftlos und verletzen damit manche Frauen, wenn sie in der sexuellen Begegnung keine Liebe spüren. Insgeheim wünschen sich natürlich auch die Männer durch Sex eine Begegnung auf Herzensebene, Liebe und Vereinigung. Aber das ist nicht so einfach. Dem stehen viele Hürden im Weg. Zum einen spüren wir noch immer vorhandene Auswirkungen aus der alten, hartgesottenen Männerzeit, die Männer Verletzendes tun ließ und die Männer auch selbst zutiefst verletzte. Kriege und andere (Überlebens-)Kämpfe waren nicht dazu angetan, mit offenem Männerherz zu leben. Als Konsequenz und der Tatsache, dass Gefühle keinen Platz im Männerleben haben durften, wurden sie weggesperrt. Das Herz war verschlossen. Das ist eine Art Grundenergie, die über Generationen hinweg immer noch mitschwingt und auch bei den Männern von heute nachwirkt. Frauen wurden in diesen Zeiten zutiefst in ihrer Weiblichkeit verletzt und tun sich daher oft schwer, vertrauensvoll ihren Schoß zu öffnen. Zunehmend befreien sie sich von dieser Verkrampfung. Zeigen sich Frauen jetzt selbstbewusst, lustvoll, eigenverantwortlich und herzoffen, sind Männer doppelt gefordert. Schließlich können wir nicht so leicht auf Kommando potent sein und das Herz öffnen, glauben wir doch, uns selbst und den Frauen viel zu viel beweisen zu müssen.

Es ist schwierig, sich beim Sex zu entspannen, Liebe von Herz zu Herz fließen zu lassen und gleichzeitig die Kontrolle über seinen Körper zu behalten. Diesen Druck, etwas leisten zu müssen, ein guter Liebhaber zu sein, es ihr gut zu besorgen, der beste in ihrer Liste an Liebhabern zu sein, machen sich sehr viele Männer. Angespannt und mit gepanzerter Brust kann man aber weder echte Nähe erzeugen noch selbst erleben. Unbewusst spürt die Frau das verschlossene Herz, weiß vielleicht selbst nicht so richtig, woran sie da gerade ist, und performt womöglich ebenfalls, um gefallen zu wollen, macht alles Mögliche mit und zieht selbst ein Schauspiel ab. Männer wollen sich von all dem Druck entladen und besorgen es ihr, weil sie davon ausgehen, dass auch sie sich entladen will. Ein Kick, eine sportliche Betätigung und vielleicht auch für beide vorübergehend befriedigend, aber meist bleibt die Leere bei beiden, setzt keine tiefe Befriedigung ein, soll gleich der nächste Gipfel erklommen werden. Es ist letztlich für beide verletzend.

Aus Angst vor den eigenen Gefühlen verschließen viele Männer ihr Herz, gerade wenn so große Nähe entstehen könnte wie beim Sex. Herz und Penis sind dann getrennt. Daher funktioniert es für Männer im Bett oft ohne große Gefühle leichter, weil die Trennung von Herz und Penis ohnehin da ist und er nicht aufpassen muss, dass sie nicht verloren geht. Aber es funktioniert dann eben nur, es befriedigt nicht in der Tiefe.

Nichts gegen alle möglichen sexuellen Erfahrungen! Poppen Sie bis zum Umfallen, schnackseln Sie sich sämtliche Körperflüssigkeiten aus dem Leib, treiben Sie es, wann, wo und mit wem Sie wollen! Doch fragen Sie sich auch immer: Was bleibt? Was ist mit der Liebe? Was ist mit der wahren und tiefen Begegnung, mit der tiefen Entspannung? Wieder geht es darum, sich seinen Ängsten zu öffnen, zu verstehen, was abgeht, anzunehmen, was ist, und sich mit seiner Wahrheit der Partnerin zu öffnen. Dafür müssen wir den Mut aufbringen, Wünsche und Bedürfnisse zu äußern, die auch ruhig und zärtlich daherkommen dürfen. Wir können die Spannung erhöhen, indem wir die Anspannung rausnehmen. Das Herz darf offenbleiben, zwischendurch dürfen es auch die Augen. Authentisch und offenherzig sein Bestes zu geben und gleichzeitig auch empfangen zu dürfen führt zu einer neuen Form von Befriedigung. Stellt sich eine Verbundenheit ein und wird daraus eine fixe Beziehung, stellen sich neue Herausforderungen in Sachen Lust und Verlangen. Schließlich sind wir angetreten, um stetig weiter zu wachsen.

Sich verbunden und hingezogen zu fühlen und gleichzeitig das (sexuelle) Verlangen in einer längerfristigen Beziehung aufrechtzuerhalten ist eine große Herausforderung für Paare. Es fordert von der Partnerschaft die Verbindung scheinbar widersprüchlicher Bedürfnisse. Eine Beziehung steht in der Regel für Themen wie Wohlfühlen, Sicherheit,

Vertrautheit, Verlässlichkeit, Vorhersehbarkeit, Dauerhaftigkeit, sich geborgen fühlen, sich zu Hause fühlen, sich zugehörig und eingebunden fühlen oder sich einrichten. Beziehung gibt uns Halt und Identität. Ich bin der Mann oder die Frau von jemandem. Wir alle sehnen uns allerdings auch nach Abenteuer, nach Überraschung, nach Risiko, Aufregung, danach, Neues zu erkunden, nach Veränderung, nach Unbekanntem, nach Rätseln, nach Aufbruch und Entwicklung. All das soll sich nun durch die Beziehung zu einer Person erfüllen können?

Eine Liebesbeziehung scheint so lange aufregend, bis wir die anderen oder den anderen haben, ja geradezu zu besitzen meinen. Doch Verlangen und Erotik stehen für Begehren, nicht für Besitzen. In einer Beziehung wollen wir eine Lücke schließen, näher rücken, die Distanz verringern, wir wollen Spannungen neutralisieren, wir wollen Nähe. Gleichzeitig wollen wir neue Wege einschlagen, wollen nicht nur Vorhersagbarkeit, wollen jemanden an unserer Seite haben, nicht jemanden, der bereits auf unserem Schoß sitzt, wenn wir noch gar nicht dazu bereit sind. Verlangen braucht Raum wie Feuer Luft braucht. Es geht darum, sich den Raum erst einmal selbst zu geben, nicht ihn vom anderen einzufordern, weil wir ihn uns selbst nicht zugestehen können. Es geht darum, die Distanz zu uns selbst zu verringern, indem wir uns selbst näherkommen. Das geht schwer, wenn wir den anderen brauchen, wenn wir mit dem Verständnis der »Wellness-Beziehung« zu viel vom anderen erwarten und uns zu wenig um uns selbst und unsere Bedürfnisse kümmern, wenn wir uns selbst nicht wahrnehmen, uns selbst nicht berühren, uns selbst verlieren; wenn wir uns nicht selbst die entscheidenden Fragen stellen, uns offen antworten und für unsere Wahrheit Selbstverantwortung übernehmen.

Esther Perel, eine belgische Psychotherapeutin, berichtet in ihren TED-Talks von Untersuchungen an Paaren, in denen sie die Frage stellt, wann sich Partner am stärksten zueinander hingezogen fühlen – nicht nur sexuell, sondern auch generell. Die eine Gruppe antwortete, sie fühlt sich am stärksten zu ihm hingezogen, wenn der Partner weg ist, wenn sie also getrennt sind und sich bald wiedersehen werden. Dadurch hatten die Paare die Möglichkeit, sich ihren Partner neu vorzustellen. Abwesenheit kann also Sehnsucht erzeugen. Die Antwort der zweiten Gruppe war besonders spannend. Diese Personen berichteten, dass sie sich am meisten zu ihrem Partner hingezogen fühlen, wenn sie ihn in seinem Element erleben; wenn er etwas tut, was er gern und mit Leidenschaft macht. Ich würde an dieser Stelle sagen: Wenn er seine innere Wahrheit lebt; wenn der Partner selbstsicher, souverän, strahlend und in voller »Selbstfürsorge« in seiner Mitte ist. Die dritte Gruppe tätigte Aussagen wie: wenn ich überrascht bin, wenn wir zusammen lachen oder wenn ich neue Seiten von mir zeigen kann.

Das Beziehungsdilemma: Zwischen Geborgenheit und Freiheit

Der passende Ausgleich von Nähe und Distanz in einer Partnerschaft scheint schwer zu finden. In jeder langfristigen Partnerschaft unterscheidet sich der Wunsch beider Partner nach mehr oder weniger Nähe, nach mehr oder weniger Distanz. Der Nähewunsch des einen kann den Distanzwunsch des anderen verstärken und umgekehrt. Es braucht eine Durchmischung aus Nähe und Distanz, aus Geborgenheit und Freiheit, um das Verlangen auf Dauer aufrechtzuerhalten. Die Entfernung darf nicht zu groß werden, aber auch die Nähe und die Verschmelzung dürfen es nicht. Eine angenehme Entfernung ist natürlich kein Dauerzustand, sondern entsteht aus einer gesunden Abwechslung aus Nähe und Abstand. Gleichzeitig hat jeder seine Probleme mit zumindest einer der beiden Seiten. Wenn ich von Nähe und Distanz spreche, heißt das nicht nur, körperlich getrennt zu sein, es bedeutet, sich innerlich aufeinander einzulassen ebenso wie gut bei sich bleiben zu können.

Wenn sich beide Partner in der eigenen Mitte befinden, machen sie gern Schritte aufeinander zu – jedoch nicht aus einem Gefühl des Brauchens oder der Bedürftigkeit heraus. Still vor sich hin zu leiden oder heimliche Affären, die auffüllen sollen, was fehlt, werden überflüssig. Es braucht immer wieder einen neuen Blickwinkel, eine neue Art, aufeinander zuzugehen, um das Begehren zu entfachen. Bessere Gespräche, aufregende Begegnungen und besserer Sex brauchen Energie, die entsteht, wenn sich zwei bewusste Menschen mit ihrer inneren Wahrheit öffnen und sich dann auch wieder sich selbst zuwenden können, um die Begegnung weiter zu verarbeiten. Nur mit Hilfe der Selfness-Aspekte können Verlangen und Leidenschaft auch über einen längeren Zeitraum immer wieder neu entflammen. Darüber hinaus gilt es anzuerkennen, dass es unterschiedliche Phasen im Leben gibt, die einmal mehr und einmal weniger Anziehung und Sex beinhalten.

Oft tun wir uns schwer, die unterschiedlichen Bedürfnisse aus Nähe und Distanz in Verbundenheit zu fühlen, weil wir diese beiden Pole als Kinder und Jugendliche widersprüchlich erlebt haben. Beim Heranwachsen hatten wir den Wunsch nach Sicherheit und Verbundenheit ebenso wie nach Abenteuer, Freiheit und Abnabelung. Wenn wir mit Neugierde die Welt erforschen wollten, haben nicht alle Eltern gesagt: Das ist gut so, geh los, die Welt ist ein spannender Ort, und wenn du etwas brauchst, dann sind wir da. So hätten wir Verbundenheit und Trennung zur selben Zeit erleben können. So manche Bezugsperson hat uns vielleicht vermittelt, dass sie sich Sorgen macht, dass sie Angst hat, dass sie nicht weiß, was sie ohne uns tun würde, dass es da draußen gar nicht so aufregend ist und wir hier ohnehin alles haben, was wir brauchen, dass Männer Schweine sind oder Frauen einen ins Chaos führen. Oder wir hatten das Gefühl, dass es ihnen egal war, wenn wir rausgingen; vielleicht waren sie sogar froh, wenn wir weg waren und sie ihre Ruhe von uns hatten. Auch dann konnten wir Verbundenheit und Trennung nicht zugleich erleben. Dann hatten wir beim Rausgehen ein Gefühl der Trennung, oftmals verbunden mit einem schlechten Gewissen; oder wir fühlten uns getrennt und einsam und mussten uns sofort wieder mit irgendjemandem ganz nah einlassen, um diesen Mangel auszugleichen. Wir konnten keinen Schritt ohne den Partner gehen und uns gleichzeitig verbunden fühlen.

Was ich hier beschrieben habe, ist der Königsweg und ein sehr hoher Anspruch, den niemand so einfach hinbekommt. In unserer heutigen Zeit, die uns so viel bietet und gleichzeitig abverlangt, in der die Freiheiten – auch die sexuellen – enorm gestiegen sind, in der eine gewisse Grundversorgung und Grundsicherheit für alle gegeben ist, in der Paare materiell viel unabhängiger voneinander leben können als früher, kommt so gut wie niemand mehr mit einer einzigen Beziehung und einem einzigen Menschen, mit dem man Sexualität befriedigend leben kann, durch. Fakt ist, dass wir heute phasenweise monogam leben und nacheinander neue Partnerinnen haben. Fakt ist auch, dass sich nach wie vor viele Menschen Treue bis zum Tod versprechen, dass jedoch nach wie vor der häufigste Grund für Scheidungen das Fremdgehen beziehungsweise die Affären sind.

Das gewünschte Ideal und die Realität gelebter Sexualität und Leidenschaft klaffen in den meisten Partnerschaften weit auseinander. Die Kollateralschäden dieser zumeist schmerzhaften und konfliktbeladenen Scheidungen, die vielen verletzten Herzen von Kindern und Erwachsenen, lassen bei einigen die Frage entstehen, ob man Beziehungen nicht auch anders leben könnte: ehrlicher, offener, mehr zu sich und seinen Bedürfnissen stehend. Das ist nach wie vor ein Tabu, obwohl alle wissen, dass die Hinterzimmer dieser Welt voll von heimlichen Liebschaften sind. Vielen von uns ist klar, dass die Erwartungen an eine Beziehung heute derart überhöht sind, dass sie so gar nicht funktionieren kann. Es gibt immer mehr Paare, die ihre Beziehung anders leben wollen und versuchen, ihren Weg mit Offenheit und Verbundenheit zu gehen. Sie gestehen sich mehr zu, als es in unserer Gesellschaft üblich und für die meisten vertretbar ist. Sie reden mehr miteinander, ob und was nebenbei läuft, eine Affäre oder gar eine Liebesbeziehung, und teilen ihre Erfahrungen mit Eifersucht, Nähe, Distanz, lustvoller Sexualität und bewältigen gemeinsam Krisen. Im Unterschied zur 68er-Bewegung, als es noch ganz andere gesellschaftliche und sexuelle Einschränkungen zu beseitigen galt, ist heute nicht mehr der Spruch »Wer zweimal mit derselben pennt, gehört schon zum Establishment« angesagt, sondern es wird zunehmend mehr Verbundenheit mit weiteren Liebespartnern gelebt, die oft weit über das rein Sexuelle hinausgeht.

Friedemann Karig beschreibt in seinem Buch *Wie wir lieben. Vom Ende der Monogamie* nicht nur die Hintergründe der Zeit, in der wir heute Beziehungen leben, er zeigt auch mit konkreten Beispielen, wie Paare versuchen, ihre Beziehung offener zu leben, und wie es ihnen dabei ergeht. Ich hatte beim Lesen den Eindruck, dass es hier ebenso wenig wie bei unserem herkömmlichen, klassisch monogamen Beziehungsmodell um den einen, goldenen Weg geht. Auch Paare in polyamoren Beziehungen, in denen alle Beteiligten voneinander wissen, haben ihre Probleme. Sie versuchen, ihre Beziehungen auf eine andere, offenherzigere Art zu führen. Besonders, wenn Kinder ins Spiel kommen, verändert sich auch in polyamoren Beziehungen einiges. Und doch ist es gut zu sehen, dass es unterschiedliche Möglichkeiten und Wege gibt, weil es uns vor unerreichbaren Idealvorstellungen von Beziehung schützt.

Zunehmend mehr Paare leben Verbundenheit und Freiheit über einen längeren Zeitraum in zwei Wohnsitzen. Wenn ich mich umhöre, merke ich, dass viele Frauen dieses Modell gern leben würden. Männer tun sich offenbar schwerer damit, mehr auf sich gestellt zu sein und der Partnerin so viel Freiheit zu schenken.

Das Thema Eifersucht kommt früher oder später in so gut wie jeder Beziehung auf. Aus Eifersucht und Besitzanspruch begehen Männer grobe Verletzungen an sich und an den Frauen. Doch worum geht es bei der Eifersucht und was kann ich tun, wenn sie mich packt? Eine gute Beziehung fußt neben dem regelmäßigen und offenen Austausch von Informationen vor allem auf dem Vertrauen der Liebespartner. Der ehrliche Informationsaustausch ist damit idealerweise so etwas wie eine immer wiederkehrende Reinigung für das gegenseitige Vertrauen, der die Verbindung immer weiter vertieft, sofern sie authentisch und offen stattfindet. Je mehr wir angstbehaftet von uns zurückhalten, je mehr wir die Partnerin anlächeln, ohne es so zu empfinden, je mehr wir Theater spielen, um geliebt und anerkannt zu werden, desto mehr leidet dieses Vertrauen. Eine Beziehung ohne Vertrauen ist ein mühsames Unterfangen. Immer wieder ringen wir nach einer Sicherheit, die wir nicht finden können, fühlen uns abhängig und fremdgesteuert. Der innere Stress wird zum Zankapfel und zur ständigen Nervenprobe, speziell wenn Eifersucht dazukommt.

Besonders fein dargestellt finde ich das Thema in Michael Lehhofers Buch *Mit mir sein*. Eifersucht beruht demnach auf der Idee, einen Menschen an einen anderen verlieren zu können. Absurderweise haben Eifersüchtige Angst, die Liebe eines Menschen verlieren zu können. Absurd ist das deshalb, weil die totale Verbundenheit, die wir Liebe nennen, das Eigentliche an der Liebe also, nie verloren gehen kann. Absurd auch deshalb, weil sich der Eifersüchtige selbst schon aus dieser Verbundenheit getrennt hat, wenn er eifersüchtig geworden ist. Eifersucht als die Angst vor der Trennung vom geliebten Menschen ist damit bereits die Trennung und nicht die Angst davor. Niemand wird eifersüchtig sein, wenn er die Trennung nicht als solche fühlt. Eifersucht wird demnach als Angst erlebt, obwohl sie keine Angst in dem Sinne ist, sondern ein Gefühl, das uns sagt, dass wir die Verbundenheit zu dem, der uns so wichtig ist, nicht spüren können. Entweder haben wir selbst den Kontakt zum anderen verloren, oder der andere hat den Kontakt zu uns unterbrochen oder verloren.

Eifersucht ist also eine Angst vor etwas, das schon eingetreten ist. Jemandem zu vertrauen ist ein Ausdruck der Verbundenheit. Misstrauen ist damit ein Ausdruck der Trennung. Eifersucht ist Misstrauen in Beziehungen. Wer sich tief verbunden fühlt, empfindet kein Misstrauen und damit keine Eifersucht. Vertrauen zu fördern bedeutet demnach, die Verbundenheit zu spüren. Und wie Sie im Laufe dieses Buches sicherlich schon mehrmals erkannt haben, können wir die Verbundenheit zu anderen Personen und besonders zum Liebespartner nur fühlen, wenn wir zuerst uns selbst spüren und dadurch der andere für uns auch spürbar ist. Damit ist Ihnen die Verbindung von der Eifersucht zur Selbstwahrnehmung, zum Selbstwertgefühl und letztlich zur Liebe hier hoffentlich noch einmal klarer geworden.

Let it All Go

Wenn das Männerherz zerbricht: Trennung und Scheidung

Birdy und Rhodes beschreiben in ihrem Song *Let it All Go* herzzerreißend eine Trennungssituation. »Ich weiß nicht, warum. Ich weiß nicht, warum. Warum muss die Trennung so schwierig sein? Mein Liebling, in meinem Herzen brennt noch immer ein Feuer, aber ich verzehre mich nicht mehr nach dir. Wir haben es falsch angegangen, und ich denke, du weißt das. Wir haben zu lange gewartet, jetzt muss ich gehen. Ich weiß nicht, warum. Ich weiß nicht, warum.« Es wird spürbar, dass sich die beiden so nahe sind, und doch ist jeder ganz allein. Verzweifelt singt Birdy, dass sie nicht verstehen kann, wie trotz allem in der Wahrheit Schönheit liegen kann. Nein, diese Wahrheit ist nicht schön. Vorerst. Sie hinterfragt, ob die Liebe in uns unweigerlich zerbrechen muss, wenn wir in der Beziehung scheitern. Das Heilsame des Songs, das Annehmen der Wahrheit, das uns der Song und die Liebe der beiden vermittelt, liegt in den Zeilen »Wenn wir stark genug sind, uns darauf einzulassen, sind wir stark genug, es sein zu lassen, lass alles los, lass alles los, lass jetzt alles raus«.

In der Phase der Verschmelzung ist es für das Paar unvorstellbar, dass es sich wieder auseinanderentwickeln wird und sogar muss. Nach und nach kommt es zum Widerstand gegen die Verschmelzung, zumindest von einem der beiden, und es folgt unweigerlich die Phase der Distanzierung, die eine zeitweise oder sogar eine tatsächliche Trennung zur Folge hat. Ganz oft gibt es bei Paaren einen Teil, der stärker die Angst fühlt, den anderen zu verlieren, wohingegen der andere mehr Angst hat, sich selbst zu verlieren. Beim einen ist die Angst vor dem Verlassenwerden stärker ausgeprägt, beim anderen die vor dem Ersticken, vor dem Verlust des Selbst. So entwickelt sich das Ganze weiter. Zumeist spitzt es sich zu. Es gibt viele Beschreibungen der unterschiedlichen Phasen von Liebesbeziehungen, doch in diesem Ablauf stimmen sie alle überein. Wenn die Distanzierungsphase problematisch verläuft, wenn Kleinkriege zu verletzenden oder gefühlsabtötenden Schlachten ausarten oder eine extreme Unterkühlung die Liebe erfriert, ist danach kaum noch die nächste Phase der Wiederannäherung möglich – und schon gar nicht die letzte Phase einer neuen Vereinigung auf einer reiferen Stufe. Danach geht es im Übrigen wieder von vorne los; allerdings von einem neuen, vorteilhafteren Startpunkt aus. So können wir uns zu uns selbst hinarbeiten, zu einer Ganzheit und damit einer tatsächlichen Vereinigung der Gegensätze in uns und in einer reifen Partnerschaft.

Der Psychologe und Theologe Hans Jellouschek beschreibt fünf Entwicklungsphasen der Paarbeziehung. Diese Phasen werden oftmals innerhalb einer kurzen Zeitspanne, etwa innerhalb eines Tages oder weniger Stunden, durchlebt. Sie können aber auch auf eine lebenslange Verbindung angelegt betrachtet werden. Das heißt, dass jede Beziehung Phasen der Verschmelzung, des Widerstands dagegen, der Distanzierung oder gar zeitweisen Trennung bedarf, um sich erneut annähern und, wenn möglich, sogar auf einer neuen, reiferen Stufe vereinigen zu können. Kommt Ihnen dieser Ablauf bekannt vor? Bei einer tatsächlichen Trennung wird allerdings entweder vorerst oder de facto für immer der Prozess an der Stelle der Distanzierung unterbrochen, und so tragen viele Ex-Paare ein Leben lang einen unvollendeten und schmerzhaften Prozess mit sich herum; wenn sie ihn nicht für sich selbst oder sogar mit dem Ex-Partner direkt klären können, was eine Annäherung auf einer neuen, wahrhaftigeren Stufe bedeuten kann, auf der man einander danken, ehren und achten kann, ohne weiterhin in einer klassischen Liebesbeziehung, aber dennoch in Liebe verbunden zu sein.

Die dauerhafte symbiotische Vereinigung, von der fast alle träumen, ist ein Wunschbild, eine Vorstellung, die wir uns in unseren Sehnsüchten nach Beziehung machen. Es ist daher oft der Fall, dass wir der (inneren) Wahrheit nicht ins Auge schauen und uns die wirklichen Erfahrungen mit dem Partner nicht eingestehen wollen. Das führt unweigerlich zur *Wolke 4* oder zur Trennung. Wenn wir versuchen, uns gegen diese Naturgewalten einer Liebesbeziehung zu wehren, wenn wir uns den wirklich erlebten oder auch nur ersehnten Zustand der Verschmelzung unter Zwang bewahren wollen, wird es auf Dauer zur Blockade der individuellen Entwicklung kommen. Einer oder beide beginnen bewusst oder unbewusst Widerstand zu leisten. Viele Paare befinden sich in einem Dilemma aus einer gefühlten Verpflichtung gegenüber dem Partner, den (gemeinsamen) Kindern und der Verpflichtung dem eigenen Leben, der eigenen Wahrheit, der eigenen Entwicklung gegenüber. Einer spürt zwar den guten Willen des anderen, bemerkt aber auch, dass der andere nicht verstanden hat, was gerade läuft. Bei ihm zu bleiben hieße auch, die eigene Entwicklung aufs Spiel zu setzen. Solange es geht, wird diese Wahrheit vor sich und dem Partner versteckt, und es wird am anderen herummanipuliert in der Hoffnung, dass er sich doch noch ändert. Dafür gibt es erst einmal keine harmonische Lösung.

Meist muss die Situation auf einen Punkt hin zusammenlaufen, der eine Änderung verlangt. Das kann etwa mit Unzufriedenheit und depressiven Zuständen beginnen oder auch durch plötzliche und heftige Streitigkeiten herausbrechen. Weitere Anzeichen können lang anhaltende Lustlosigkeit, Fressattacken, übermäßiger Alkoholkonsum, Depressionen, Ausbrennen oder innerer Rückzug sein. Wenn man eine Entwicklung, ein aufbrechendes Leben sich nicht entfalten lässt, sucht es sich destruktive Wege mit dem Preis körperlicher oder seelischer Erkrankungen. Es findet indirekte Wege über Suchterkrankungen, psychosomatische Erkrankungen oder sexuelle Erlebnisunfähigkeit. Tatsächlich erschafft die fehlende mentale und körperliche Nähe zu einem Menschen, den wir lieben, immensen Schmerz. Wer sich dann nicht ganz besonders an den Selfness-Aspekten orientiert, ist gefährdet, dem anderen die Verantwortung zu geben: Ich kann nicht anders, als traurig oder wütend zu sein, weil du doch so bist, wie du bist. Wenn keiner von beiden die Selbstverantwortung für seine eigenen Angelegenheiten übernimmt, kommt es unweigerlich zum Kampf, zu einer Distanzierung und in vielen Fällen zu einer tatsächlichen Trennung. Diese Phase ist davon gekennzeichnet, dass meist einer von beiden den Schritt aus der Umklammerung vornimmt, beginnt, sich auf die eigenen Füße zu stellen, und die Verantwortung für seine Entwicklung und seine Angelegenheiten wieder selbst übernimmt. Häufiger machen das die Frauen. Sie machen sich auf und wollen sich, zu Schmerzen bereit, befreien und ihr Leben zurück. Könnten wir Männer mehr unsere Wahrheit leben, also loslassen (das bedeutet, die eigenen Gefühle so anzunehmen, wie sie eben gerade sind), könnten wir Selbstverantwortung ohne Anklage leben. Damit könnten wir uns und unseren nahen Angehörigen Schmerz und Zerstörung ersparen. Von außen betrachtet, ist dieser innere Kampf des Partners oft gar nicht so leicht zu erkennen; darum geht für viele Angehörige und zum Teil auch für den Partner alles so schnell, wenn es zur Trennung kommt.

Für den, der es ausspricht, der für sich eintritt, der geht, sich trennt, erweist es sich als unbedingt notwendig, nicht weiter runterzuschlucken und gegen die innere Wahrheit anzukämpfen. Er will die eigene Entwicklung in Angriff nehmen, ohne ständig auf den Partner bezogen zu sein. Auch er muss loslassen, von Zukunftsvorstellungen, von einer vermeintlichen Sicherheit, von gewohnten Menschen und Situationen. Der Partner, der diese Entscheidung selbst nicht getroffen hat, ist speziell gefordert. Etwas, das bislang ein wichtiger Bestandteil des Lebens war, will gehen, und er ist aufgefordert, loszulassen. Das ist eine der schwersten Lebensaufgaben, die wir zu meistern haben. Der Schritt des Loslassens ist für die Weiterentwicklung sehr bedeutsam, denn das Leben ist einer dauernden Veränderung unterworfen und zwingt uns immer wieder dazu, Menschen, Einstellungen, Dinge und äußere Umstände in Liebe zu entlassen. Sich dem Fluss des Lebens anzuvertrauen und eine Partnerin, für die man noch Liebe empfindet, loszulassen fordert uns enorm. Schaffen wir es, uns selbst und der Partnerin die Freiheit zu schenken, ist dies die einzige Möglichkeit für Erneuerung.

»The one and only« zu sein, dieses Gefühl brauchen viele Männer. Es verrät etwas über ihre größte Angst: die Angst vor der eigenen Liebe. Wenn sie damit in Berührung kommen, können viele nicht anders, als zu dienen, werden dadurch unfrei, verlieren ihre männliche, unabhängige Kraft, Stärke und Klarheit. Manche beginnen, ihren Besitz, ihre »Überlebensquelle« zu »beschützen« und zu »verteidigen«, und machen damit die Frauen unfrei, um mit der Angst vor der Liebe und dem Gefühl, ausgeliefert zu sein, nicht in Berührung zu kommen. In meinem Buch *Männerabend* habe ich diesem Gedanken breiteren Raum gegeben. Hier sei nur so viel gesagt: Ein großes Problem für viele von uns Männern ist, dass wir kaum wirklich gute Freunde haben, die uns näher heranlassen, zu denen eine Herz-zu-Herz-Beziehung besteht. Unsere Abhängigkeit von Frauen würde dadurch reduziert, wir wären nicht so sehr auf ihre Versorgung angewiesen, wären unabhängiger und damit leichter fähig, sie zu lieben.

»Ich weiß nicht, was meine Frau plötzlich hat. Wir sind seit 26 Jahren ein Paar und haben eine 14-jährige Tochter. Plötzlich will sie nicht mehr zuhause sein, sie will nicht mehr kochen und aufräumen. Sie redet dauernd davon, ein richtiges Leben haben zu wollen. Natürlich ist nach so langer Zeit nicht mehr alles so aufregend. Aber man hat ja schließlich auch Verpflichtungen. Wenn Sie mich fragen, ist das nur eine Midlife-Crisis. Sie ist auf einem Selbstverwirklichungstrip. Dann muss sie halt sehen, wo sie bleibt. Und ob sie sich überhaupt eine Wohnung leisten kann. Bisher hat sie mich immer gebraucht«, erzählte mir ein Mann Anfang 50. In der Beratung erlebe ich immer wieder Männer, die, völlig vor den Kopf gestoßen, einfach nicht verstehen können, warum die Frau von heute auf morgen die Koffer packt oder einen zum Ausziehen bewegt. Sie erkennen erst nach und nach, wo die Anzeichen für ihre Unzufriedenheit sehr wohl zu sehen gewesen wären und dass sie selbst teilweise über Jahre hinweg ähnliche Gedanken oder Gefühle hatten, diese jedoch hinter dem Berg hielten. Als Reaktion der Männer erkenne ich zwei Grundmuster: totale Kapitulation oder Kampf bis zum letzten Blutstropfen. Mir ist klar, dass der Mittelweg ein schmaler Grat ist, auf dem man immer wieder in Gefahr ist, das Gleichgewicht zu verlieren. Und auch Frauen können in Trennungssituationen Geschütze auffahren, die es dem Mann sehr schwer machen.

Paare, die gelernt haben, die Phase der Distanzierung oder gar der Trennung nicht als ein Gegeneinander zu sehen, sondern als einen »Sieg der Wahrheit«, schaffen es besser, die Schritte des anderen nicht als gegen sich selbst gerichtet zu erleben, sondern als Herausforderung und als Ansporn für die eigene Entwicklung – etwa nach dem Motto des Selfness-Aspekts »Wer verlassen wird, hat sich zuvor selbst verlassen«. Insofern bleiben Paare auch in dieser Phase aufeinander bezogen, im inneren Kampf, im äußeren Streit. Die verbrannte Erde könnte neuer, fruchtbarer Boden werden, wenn beide neue Verhaltensweisen entwickeln, die sie antreiben und voranbringen können. Das ist besonders lohnend für diejenigen mit langem Atem – denn Abkürzungen für eine innere Entwicklung gibt es keine.

Und doch wäre es so schön, wieder mit der alten oder einer neuen Partnerin zu kuscheln, eins zu werden, nicht auf sich zurückgeworfen zu sein, jemanden zu haben, der einen bewundert und anhimmelt – wo man ohnehin gerade so wenig Selbstwert hat! Darum haben manche Männer nach Trennungen schnell wieder eine Neue. Doch wer bereit ist, den Weg zu sich selbst zu gehen, nimmt sich Zeit und keine Neue. Wenn doch, lernt er, dass der Weg zu sich selbst nur mit Hilfe der Selfness-Werkzeuge und nicht nur über die neue Partnerin zu finden ist. Aus und in einer Beziehung lernen wir uns selbst besser kennen. Je mehr wir unser wahres Selbst leben und in die Beziehung einbringen können, desto reifer wird sie und umso näher kommen wir der tatsächlichen Vereinigung. »Je autonomer wir werden, desto intensiver erleben wir Vereinigung, je tiefer die Vereinigungserfahrung wird, desto freier und autonomer erleben wir uns in uns selbst«, formuliert es Hans Jellouschek in seinem Buch *Die Froschprinzessin*.

Welchen Weg ich nach meiner Scheidung gegangen bin, erzähle ich Ihnen im dritten und letzten Teil meiner Wahrheit.

Welcome to my Truth Part 3

Was mich in Wahrheit ausmacht

Immer wenn es schwierig wurde in den letzten Jahren, immer wenn es dröhnte in meinem Inneren, immer wenn mir die Trennung von meiner Frau zu schaffen machte, wenn ein Gefühl von Leere, Ausgeliefertsein und Kleinsein anklopfte, trieben mich nicht nur gute Freunde, die Musik und meine eigenen Projekte nach vorn, es halfen mir auch ruhige Momente. Wohlmeinende Lehrer ließen mich die Selfness-Aspekte bewusst werden, Gespräche mit Freunden, die mir ihre Versionen ihrer Liebesbeziehung schilderten, halfen mir ebenso, wie mir Klienten in der Beratung die Augen dafür öffneten, wie stark, aber auch wie subtil wir selbst der Auslöser dieser Gefühle sind, wie sich in uns alles ändern kann, ohne dass sich äußerlich, an den Fakten, etwas verändert haben muss.

So suchte und suche ich auch heute noch meine Wahrheit; nicht nur in Bezug auf meine Beziehungen, sondern auch auf das, was mich ausmacht, was ich gerne mache, was mir Lust und Freude bereitet, welche Visionen mich beschäftigen, was meine nächsten Ziele sind, warum ich gern lebe, warum ich gern ein Mann bin.

Das gemeinsam gebaute Haus ist nun verkauft. Es hieß, ein weiteres Mal Abschied zu nehmen von der Zeit und vielem, wofür dieses Haus stand. Es hieß zu trauern, ein Abschiedsfest mit meinen Freunden, meiner Band, meiner Familie, meinen Kindern zu feiern und zu Neuem aufzubrechen. Damals war auch noch mein Vater mit von der Partie.

Ein paar Monate später verschlechterte sich sein Gesundheitszustand, und es hieß neuerlich loslassen. Ich erwähne das an dieser Stelle auch, weil ich ihn und unsere Vater-Sohn-Beziehung in meinem ersten Buch *Männerabend* ausführlicher habe einfließen lassen. In dieser letzten Phase seines Lebens, dem Zeitpunkt des Todes und danach wurde mir deutlich, wie sich all das letztlich auszahlt, wofür die beschriebene Auseinandersetzung in meinem ersten Buch stand. Sein Tod machte mich traurig, aber ich konnte ihn gut gehen lassen, weil die Verbindung stand, weil ich mich an ihm gerieben und wir schon lange unsere reife Beziehung gefunden hatten, weil wir uns gegenseitig lassen und lieben konnten, wie ich mir das als junger Mann kaum vorstellen konnte. Das kam nicht von allein, sondern war meinem inneren Drang und der Reflexion unserer Beziehung zu verdanken, die sich im Lauf der Jahre besonders durch meine Arbeit und die vielen Vater-Sohn-Geschichten der Männer, die mir erzählt wurden, immer weiter schärfte.

Hausverkauf, neues Nest beziehen, Vater verabschieden: Der sich daraus ergebende Neuanfang brachte mir in der Zwischenzeit weitere innere und äußere Freiheiten, die ich zunehmend genießen kann. Meine Arbeit und mein erstes Buch lassen mich viel unterwegs sein, viele schöne und intensive Begegnungen säumen meinen Weg, und ich fühle mich immer öfter in mir angekommen und ganz – auch ohne Frau an meiner Seite. Ich genieße die Treffen und die Gespräche mit meiner Exfrau, fühle eine tiefe Verbundenheit mit ihr und große Freude über unsere Kinder. Ich bin stolz darauf, wie wir den Weg der letzten Jahre gehen konnten, und spüre, wie jeder von uns mehr zu sich selbst findet.

Vor einigen Jahren schien ich genau zu wissen, wie mein

Leben verlaufen würde. Im Moment kann ich nicht sagen, wie sich alles weiterentwickeln wird – doch ich merke, dass ich Überraschungen in meinem Leben mittlerweile mehr liebe als einen fertig vorgezeichneten, vermeintlich perfekten Weg. Ich habe gelernt, bewusster den Augenblick zu leben, zu meiner Wahrheit zu stehen, in größeren Zusammenhängen zu denken, und selbst wenn ich mich im Alltag mit meinen Gefühlen immer wieder verirre, bleiben eine gewisse Relativität und Demut bestehen. Mein »Sieg der Wahrheit« heißt: Ich sage Ja, wenn ich es meine, und Nein, wenn es angesagt ist. Das verschafft mir Leichtigkeit, ein Gefühl von Freiheit und einen hohen Grad an Selbstbestimmung – und gleichzeitig fühle ich mich mit vielen Menschen verbunden. Ein ehrliches Ja oder Nein: Das klingt banal, ist aber besonders bei Menschen, die wir am meisten lieben, oft die größte Herausforderung. Insofern vertiefen sich meine Beziehungen immer weiter, und ich bin freudig gespannt, was das Leben und die Liebe mir noch zu bieten haben. Ich werde voranschreiten, auf mein Herz hören, meine Ziele verfolgen und das, was sich mir dabei bietet, genießen oder annehmen. So gut ich es eben kann.

See you

Ein paar Worte zum Schluss

Sie haben den Schluss von *Männerherz* erreicht. Was sind Ihre persönlichen Erkenntnisse?

Oder sind Sie jemand, der gern mit dem Schluss beginnt? Haben Sie Ihr eigenes Leben schon einmal vom Schluss her betrachtet? Wie würde ein optimaler Schluss für Sie aussehen? Mit welchem Gefühl wollen Sie auf Ihr Leben zurückblicken? Fühlt er sich heute so an, dass Sie mehr von dem Leben wollen, das dieser Schluss zuvor verspricht und braucht? Wahrscheinlich würden Sie dann mehr auf Ihr Herz hören, Ihren Gefühlen trauen und es wagen, danach zu handeln. Sie würden sich selbst ernst nehmen und damit auch Ihre Liebsten.

Ein bewusstes, offenherziges Leben und Lieben im Angesicht des Endes? Das sind große Worte! Und das ist eine schöne Vorstellung!

Ich hoffe, dass Sie mein Buch nicht als Auftrag zur Selbstoptimierung sehen, sondern als Weg zu sich selbst und damit zu liebevollen und gelingenden Beziehungen. Letztlich beginnt und endet alles in uns selbst, das Glück und die Trauer, die Freude und der Schmerz. Von allem brauchen wir etwas, und gerade wir Männer dürfen lernen, wie stark ein Held ist, der seine verletzliche Seite genauso liebt wie seine Kraft – ein Held, der zu sich und seinem Herzen steht. Let's go for it!

Ich bin erleichtert, die Ziellinie meines mir selbst gesteckten Ziels zu erreichen. Ich wünsche Ihnen, dass Sie einige Ihrer Herzenswünsche in Ihr Leben holen und losgehen, diese zu verwirklichen!

Schreiben Sie mir gern, was Sie besonders berührt hat oder womit Sie nicht einverstanden waren.

Richard Schneebauer
schneebauer@dermaennerkenner.com

Über den Autor

Dr. Richard Schneebauer – »Der Männerkenner« – ist Soziologe, seit 20 Jahren in der Männerberatung des Landes Oberösterreich tätig und begleitet den Wunsch von Männern nach einem bewussten Umgang mit dem eigenen Leben.

Als Trainer und Vortragsredner beschäftigt er sich mit den verschiedenen Rollen des Mannes, Beziehungsproblemen, Trennung, Scheidung, Sexualität, Aggression, Druck in der Arbeitswelt – mit allen Fragen, die Männer bewegen.

Als Dozent trägt er zu seinem Schwerpunktthema Männerforschung an Hochschuleinrichtungen vor und hält Vorträge im deutschsprachigen Raum. Er berät Unternehmen in Geschlechterfragen und unterstützt in seinen Seminaren, das Bewusstsein der Männer über sich selbst zu erhöhen.

Auch in seinen Büchern möchte er einen Beitrag leisten zu einem klaren, starken Männerbild und der Frage, wie eine ausgeglichene Beziehung zwischen Mann und Frau gelingen kann.

www.dermaennerkenner.com

Quellenverzeichnis

Alt, Melanie und Stahl, Stefanie: So bin ich eben! Erkenne dich selbst und andere. Ellert & Richter Verlag (2013)

Biddulph, Steve: Männer auf der Suche. Sieben Schritte zur Befreiung. Heyne Verlag (2003)

Cameron, Julia: Der Weg des Künstlers. Ein spiritueller Pfad zur Aktivierung unserer Kreativität. Knaur Verlag (2009)

Deida, David: Der Weg des wahren Mannes. Ein Leitfaden für Meisterschaft in Beziehungen, Beruf und Sexualität. J. Kamphausen Verlag (2014)

Flaßpöhler, Svenja: Die potente Frau. Für eine neue Weiblichkeit. Ullstein Verlag. (2018)

Fromm, Erich: Die Kunst des Liebens. Ullstein Verlag (2005)

Goldbrunner, Josef: Individuation. Die Tiefenpsychologie von Carl Gustav Jung. Erich Wewel Verlag (1949)

Gran, Sissel: *Viele verlassen ihre Partner, um ihr sterbendes Selbst zu retten.* Deutschlandfunk Kultur, 7.6.2019

Hollstein, Walter: Männerbewegung – wohin? Basler Zeitung, 19.12.2018

Illouz, Eva: *Gelegenheitssex beeinflusst unsere Fähigkeit, dauerhafte Beziehungen einzugehen.* Stern, 11.11.2018

Jellouschek Hans: Der Froschkönig. Ich liebe dich, weil ich dich brauche. Kreuz Verlag (1985)

Jellouschek, Hans: Die Froschprinzessin. Wie ein Mann die Liebe findet. Kreuz Verlag (1991)

Karig, Friedemann: Wie wir lieben. Vom Ende der Monogamie. Aufbau Verlag (2018)

Kast, Verena: Der Schatten in uns. Die subversive Lebenskraft. Patmos Verlag (2016)

Katie, Byron: Lieben was ist. Wie vier Fragen Ihr Leben verändern können. Arkana Verlag (2002)

Lehofer, Michael: Mit mir sein. Selbstliebe als Basis für Begegnung und Beziehung. Braumüller Verlag (2018)

Nuber, Ursula: Lass mir mein Geheimnis! Warum es gut tut, nicht alles preiszugeben. Campus Verlag (2007)

Nuber, Ursula: Was Paar wissen müssen. 10 Grundregeln für das Leben zu zweit. Fischer Verlag (2014)

Penny, Laurie: Unsagbare Dinge. Sex, Lügen und Revolution. Nautilus Verlag (2015)

Perel, Esther: Ted Talk. Das Geheimnis des Begehrens in festen Beziehungen (2013) https://www.youtube.com/watch?v=saoRUmGTCYY&t=337s

Perel, Esther: Ted Talk. Untreue überdenken. Ein Vortrag für jeden, der jemals geliebt hat (2015) https://www.youtube.com/watch?v=P2AUat93a8Q&t=770s

Richardson, Dianne: Zeit für Liebe. Sex, Intimität und Ekstase in Beziehungen. Innenwelt Verlag (2014)

Riemann, Fritz: Grundformen der Angst. Ernst Reinhardt Verlag (2017)

Schnarch, David: Intimität und Verlagen. Sexuelle Leidenschaft in dauerhaften Beziehungen. Klett-Cotta Verlag (2014)

Schneebauer, Richard: Männerabend. Warum Männer einen Mann zum Reden brauchen – und was Frauen darüber wissen sollten. Goldegg Verlag (2017)

Stahl Stefanie: Das Kind in dir muss Heimat finden. Der Schlüssel zur Lösung (fast) aller Probleme. Kailash Verlag (2015)

Stahl, Stefanie: Jeder ist beziehungsfähig. Der goldene Weg zwischen Freiheit und Nähe. Kailash Verlag (2017)

Stokowsi, Margarete im Gespräch mit Svenja Flaßpöhler: https://www.youtube.com/watch?v=CgFGTXKRuhQ

Zehetner, Fritz: Size Prozess. Potenziale und Ressourcen ausschöpfen, Krisen und Stress erfolgreich bewältigen. Top im Job Verlag (2017)